KB254030

지압 & 스트레칭으로
통증 없이
사는 법

지압&스트레칭으로

통증 없이 사는 법

아오노 지로, 지 유 감수
이명희 옮김

이아소

옮긴이 **이명희**
단국대 일문과를 졸업하고 10년 이상 출판사에 근무하면서 해외 저작권 업무 및 국내외 도서 기획,
일본어 교재 개발 업무를 담당했다. 현재 프리랜서 출판 기획 업무와 일본어 번역 일을 하고 있다.
옮긴 책으로는 《인간관계를 따뜻하게 하는 행복한 거짓말》, 《행동경제학》 등이 있다.

지압 & 스트레칭으로
통증 없이 사는 법

초판 1쇄 발행 _ 2008년 2월 20일
초판 2쇄 발행 _ 2010년 7월 1일

감수 _ 아오노 지로, 지 유
옮긴이 _ 이명희
펴낸이 _ 명혜정
펴낸곳 _ 도서출판 이아소

디자인 _ 조수영

등록번호 _ 제311-2004-00014호
등록일자 _ 2004년 4월 22일
주소 _ 121-840 서울시 마포구 서교동 408-9번지 302호
전화 _ (02)337-0446 팩스 _ (02)337-0402

책값은 뒤표지에 있습니다.
ISBN 978-89-92131-08-7 13510

도서출판 이아소는 독자 여러분의 의견을 소중하게 생각합니다.
E-mail _ m3520446@kornet.net

생활습관을 바꾸면 통증이 사라진다

오늘날 많은 사람들이 크고 작은 '통증'으로 고통받고 있습니다. 이러한 증상은 생활 문화나 습관의 변화 때문인 경우가 대부분입니다.

과거 인류는 굶주림을 해결하는 것이 가장 시급한 문제였지만 지금은 물질적인 풍요가 새로운 문제를 낳고 있는 실정입니다. 영양과다와 과체중으로 너도나도 다이어트 열풍에 동참하고 있지요. 본래 기아를 극복하기 위한 시스템인 지방세포는 오늘날 비만의 주범으로 인식되고 있고, 운동 부족과 잘못된 생활습관이 다양한 질환을 불러일으키고 있습니다.

적당한 운동과 균형 잡힌 영양 섭취 등 평소의 생활습관 개선이 최선의 해결책이라는 것은 두말할 필요도 없지만, 이를 올바르게 가르쳐주는 책은 별로 없는 것 같습니다.

이 책은 집에서 할 수 있는 간단한 운동으로 근력과 유연성을 향상시키고, 통증을 해소하는 방법을 다루고 있습니다. 또한 기초대사율을 높여 지방을 없애는 데도 도움을 주어 본래의 건강을 되찾게 하는 것이 이 책의 목표입니다.

최근 전 세계적으로 동양의학이 각광받고 있습니다. 이 책에서도 '경혈 누

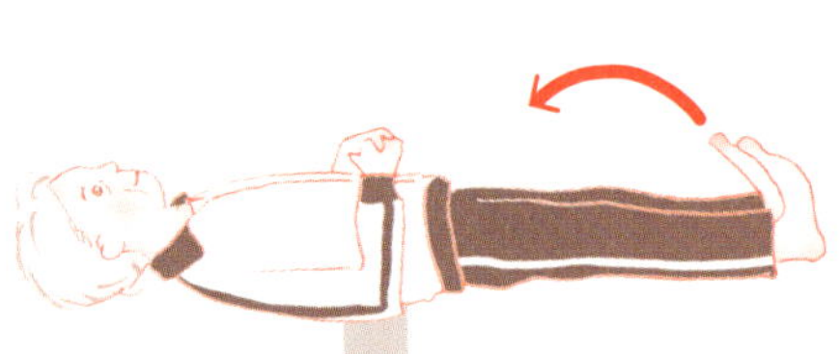

❶ 바로 누워 복식호흡을 하면서 발끝을 몸 쪽으로 끌어당긴다.

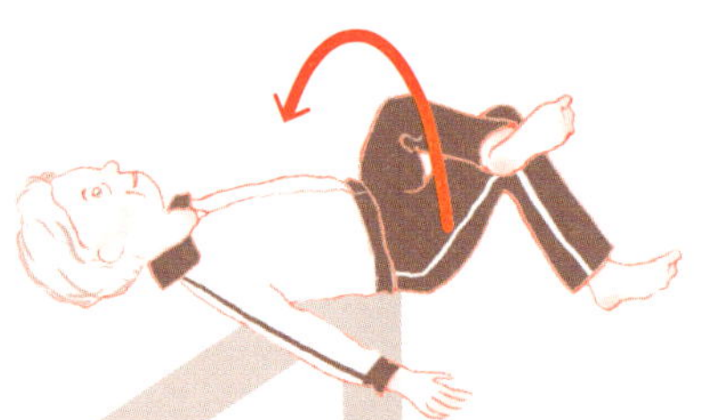

❸ 세운 무릎에 한쪽 다리를 걸쳐놓고 허리를 비튼다.

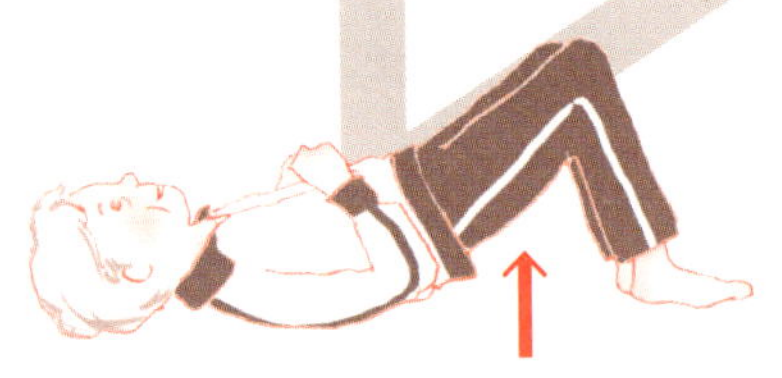

❷ 꼬리뼈 부분을 돌출시키는 듯한 자세를 취한 다음 허리를 들어올린다.

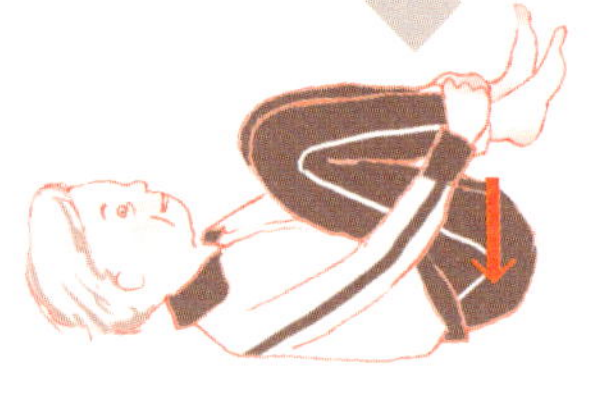

❹ 양손으로 양 다리의 복사뼈를 안고 허리 쪽으로 끌어당긴다.

르기'를 비롯하여 종합적인 건강법을 소개하고자 합니다. 신비로운 경혈 자극과 운동의 상승효과로 더 확실한 증상 개선을 기대할 수 있을 것입니다.

최근 이시하라 신타로 씨가 자신의 저서 《나이 먹어가는 것이야말로 인생》과 TV 프로그램을 통해 요통 체조를 소개해(일러스트 참조) 인기를 끌었고, 오하시 교센 씨도 TV에 출연하여 요통 예방체조(똑바로 누운 채 다리를 크로스시켜 허리를 비틀거나 양 다리를 L자형으로 들어올린다)를 널리 알려 화제가 되었습니다. 이시하라 씨는 요통 체조를 실시한 지 2개월 만에 수년 동안 고생했던 요통이 거짓말처럼 나았다고 하며, 오하시 씨는 매일 아침저녁으로 이 체조를 한 덕분에 25년간 한 번도 요통을 겪어보지 않았다고 합니다.

이 책에서는 통증이나 고통 해소의 포인트를 증상별로 소개하고 있습니다. "습관을 바꾸면 운명이 달라진다"는 말이 있습니다. 이 책을 통해 모든 사람들이 통증이나 고통 없이 건강한 삶을 누리기를 바랍니다. 고통스럽게 느껴지는 모든 증상이 개선된다면 여러분의 운명도 반드시 호전될 것입니다.

메구로 미도리 클리닉 원장　아오노 지로
스포츠플렉스 메구로 침구원 원장　지 유

차례

CHAPTER 2

상쾌한 하루를 여는 지압 & 스트레칭 ●증상편

CHAPTER 3

아름답고 날씬한 여성을 만드는 지압 & 스트레칭

CHAPTER 4

젊고 활력 있는 남성을 만드는 지압 & 스트레칭

통증을 없애는 가장 쉬운 방법

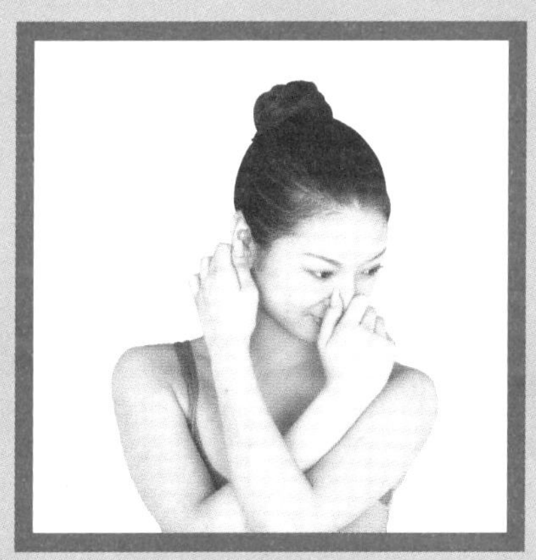

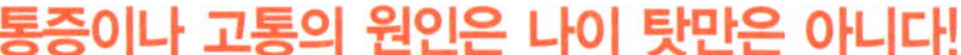

통증이나 고통의 원인은 나이 탓만은 아니다!

어깨나 허리, 관절 등의 통증, 부종, 비만 등은 고령 외에 평상시 생활습관과도 관련이 있다. 예를 들면 운동 부족은 몸의 기능을 저하시키고 활동 범위를 좁히기 때문에 근력이나 유연성을 떨어뜨리고, 통증을 일으킨다. 게다가 운동 부족은 비만 외에도 근력 약화나 골절 등의 원인이 되기도 한다.

일상생활에서 무의식적으로 하는 행동도 주의해야 한다. 가방을 들 때 항상 같은 쪽 손으로 든다거나 허리를 펴지 않고 웅크린 자세로 오랫동안 일을 하는 것도 통증의 원인이 될 수 있다.

이러한 통증이나 고통은 적절한 운동을 하여 근력이나 유연성을 향상시킨다면 나이에 관계없이 통증을 해소할 수 있다.

비틀림을 바로잡아 통증을 없애는 스트레칭

몸의 통증을 해소하는 대표적인 운동이 바로 스트레칭이다.

운동이 부족하거나 나이를 먹어감에 따라 근육이 쇠퇴하면 등뼈나 골반 등 골격이 틀어지게 된다. 몸의 각 부분은 서로 영향을 주고받기 때문에 어디 한 군데라도 비뚤어지면 어깨 결림, 요통, 부종, 냉증 등의 증상을 일으키게 된다.

스트레칭은 근육을 풀어주고 몸의 비틀린 부분을 교정하는 데 필요한 탄력 있는 근육을 만들어 통증이나 고통을 없애는 데 효과적이다. 스트레칭을 하기 전에 6가지 포인트만은 꼭 기억해두자. 단시간에 최대의 운동 효과를 볼 수 있다.

1

호흡을 하면서 실행한다

몸을 펴줄 때 자신도 모르게 숨을
멈추는 경향이 있는데 근육이 긴장하여
오히려 몸을 펴기가 어려워진다. 평상시
처럼 느긋하게 호흡을 하면서 어깨
의 힘을 빼고 실시한다.

2

반동을 주지 않는다

몸이 탄력을 받으면 급격히 부하가
걸려 근육이나 힘줄에 통증을 일으킬 수
있다. 차분한 마음으로 몸을 펴주고 동작을
멈추어 수 초 동안 그 자세를
유지한다.

3

통증을 느끼지 않을 정도로

스트레칭은 어느 정도 긴장이 느껴
질 때까지 해야 하지만, 그렇다고 아픔
을 참고 무리하는 것은 오히려 역효과를
부른다. 과하지도 약하지도 않게
적당히 스트레칭하는 것을
잊지 말자!

4

펴주는 부분을 의식한다

단순히 동작을 흉내 내는 것이 아니
라 몸의 어떤 근육을 자극하고 있는지,
어떤 관절을 움직이고 있는지 의식하면
서 스트레칭을 하는 것만으로도
효과를 볼 수 있다.

5

매일 꾸준히 한다

스트레칭은 한 번 실시했다고 곧바
로 효과가 나타나는 것이 아니라 매일
꾸준히 계속해야만 효과를 볼 수 있다.
짧은 시간이라도 매일 꾸준히 하는
습관을 들이자.

6

자신의 페이스로 실행한다

운동은 누군가와 경쟁하며 해서는
안 된다. 자신의 몸과 대화하듯이 자신
의 페이스에 맞게 실행하는 것이 중요하
다. 그때그때 자신의 몸 상태를
파악해 실행하는 것이 효과를
높이는 비결이다.

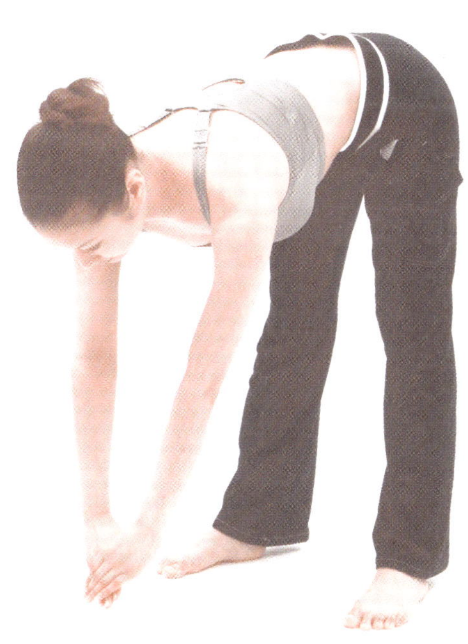

운동 효과를 최대한 높여주는 준비 운동

본격적인 운동을 실시하기 전에 가볍게 몸을 워밍업하여 근육이나 관절이 무리 없이 움직일 수 있는 상태로 만들어주자. 이는 관절과 근육에 부담을 주지 않으면서 동시에 운동 효과를 최대한으로 높이는 목적도 있다.

여기서는 몸을 풀어주는 기본 스트레칭을 소개하고자 한다. 17쪽에서 소개한 포인트를 유념하면서 실시해보자.

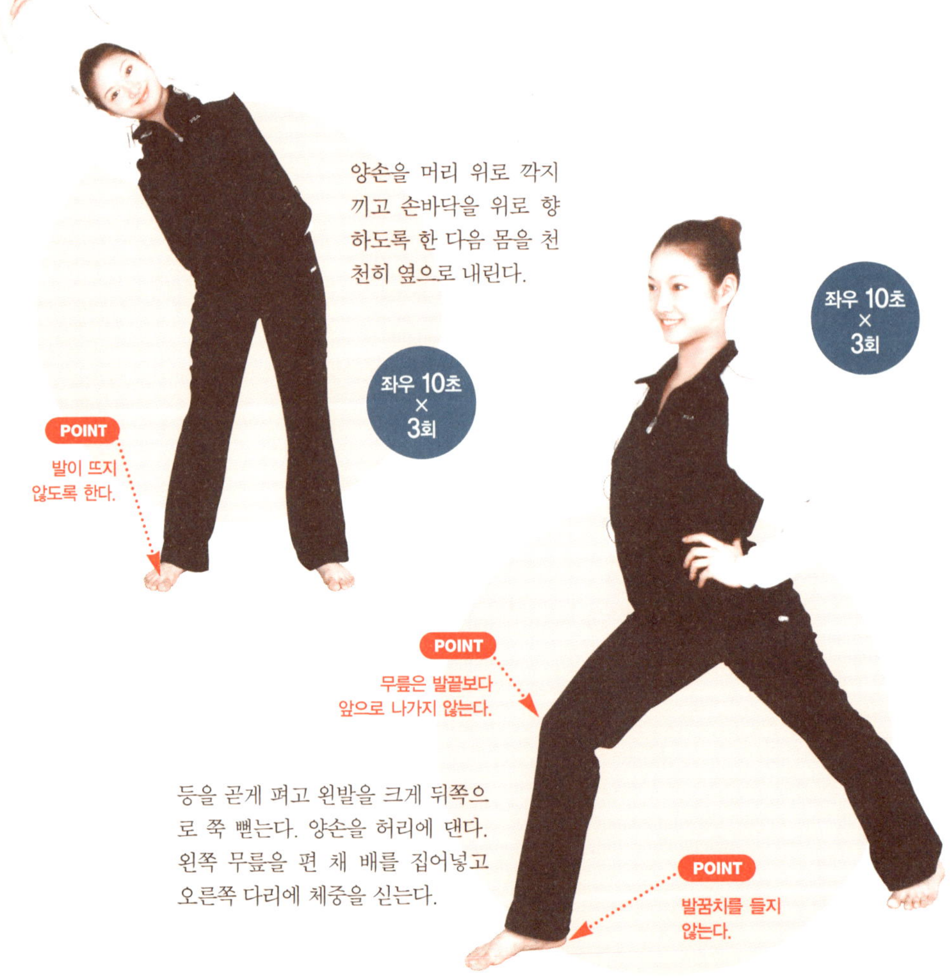

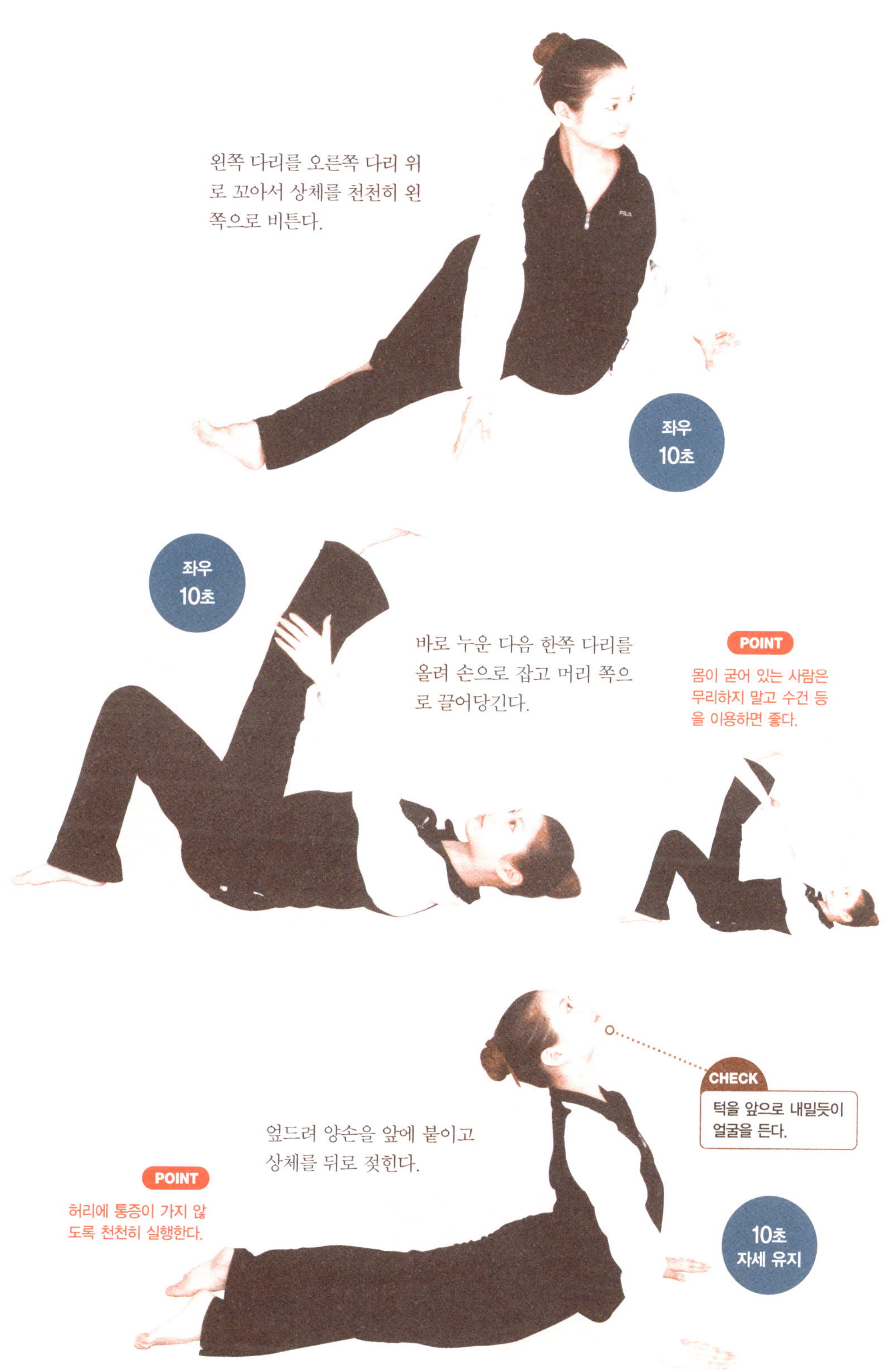

왼쪽 다리를 오른쪽 다리 위
로 꼬아서 상체를 천천히 왼
쪽으로 비튼다.

좌우
10초

좌우
10초

바로 누운 다음 한쪽 다리를
올려 손으로 잡고 머리 쪽으
로 끌어당긴다.

POINT
몸이 굳어 있는 사람은
무리하지 말고 수건 등
을 이용하면 좋다.

CHECK
턱을 앞으로 내밀듯이
얼굴을 든다.

엎드려 양손을 앞에 붙이고
상체를 뒤로 젖힌다.

POINT
허리에 통증이 가지 않
도록 천천히 실행한다.

10초
자세 유지

실제로 만져보고 확인해보자

경혈 체조에서 최대한 효과를 보기 위해서는 올바른 경혈의 위치를 찾는 것이 중요하다. 경혈을 누르면 여느 부분과는 다른 자극을 느낄 수 있다.

희미한 통증이 느껴지는 곳, 응어리가 있는 것처럼 느껴지는 곳, 땅김이 있는 곳, 움푹 파인 것처럼 느껴지는 곳을 찾아보라.

사람마다 얼굴이나 체형이 제각각인 것처럼 경혈의 위치도 미묘하게 다르다. 때문에 먼저 자신의 몸을 직접 만져 확인해보자.

또한 경혈은 무조건 엄지손가락으로 누른다고 생각하기 쉬운데 경혈에 따라 다양한 자극법이 있다. 여기서 보여주는 누르기, 문지르기, 어루만지기, 잡기, 두드리기나 도구를 사용하여 자극하는 법(24, 25쪽)을 섞어가면서 실행하면 더 효과적인 지압을 할 수 있다.

어느 방법이나 다음 4가지 포인트를 지키는 것을 잊지 말자.

① 적절한 강도로 ② 기분 좋을 정도의 느낌으로 ③ 일정한 리듬을 유지하고 ④ 적당한 시간을 유지한다.

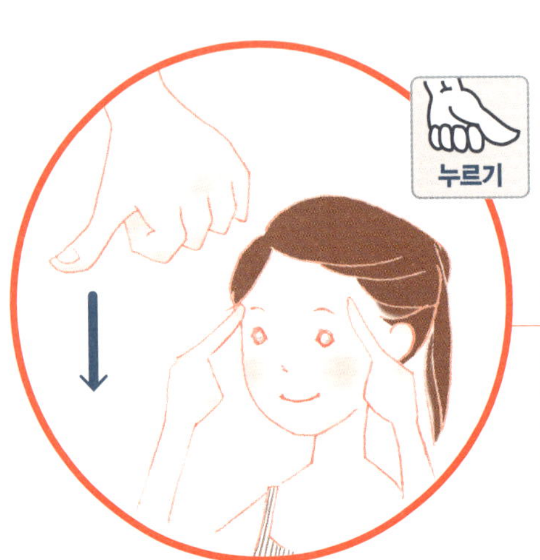

누르기

손가락 중앙을 밀착시켜 수직으로 민다. 엄지, 둘째, 셋째손가락 외에 양 손가락을 같이 사용하거나 둘째부터 새끼손가락까지 4개로 누르는 방법도 있다. 좌우 같은 손가락을 함께 누르면 효과가 크다.

주무르기

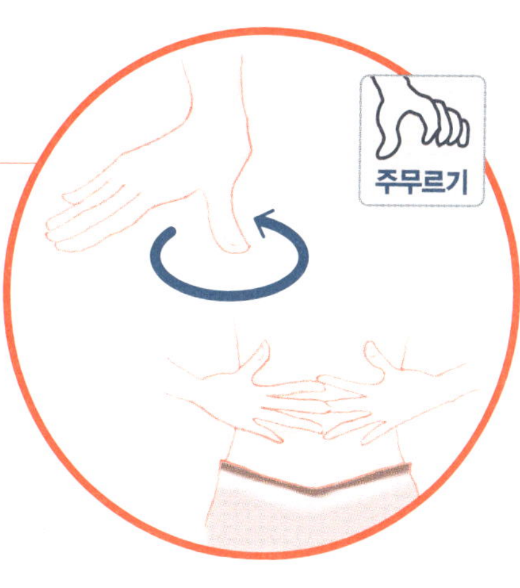

손가락 중앙을 밀착시키고 원을 그리듯이 하면서 조금씩 압력을 가해간다. 복부의 경혈 등을 자극할 때는 양쪽의 셋째손가락을 겹쳐 주무르면 좋다.

문지르기

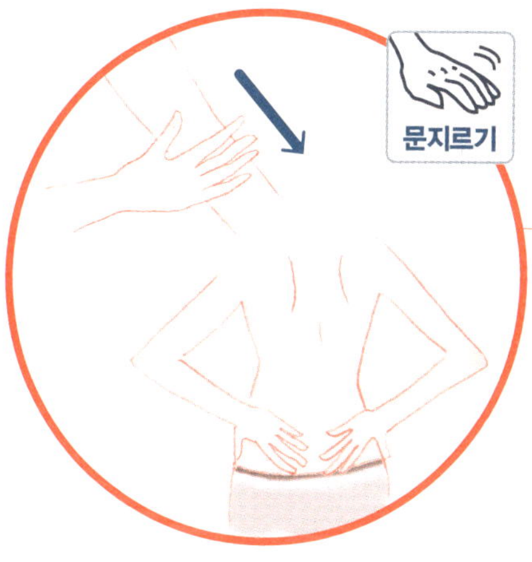

손바닥이나 엄지손가락 밑의 두툼한 부분, 둘째손가락에서 새끼손가락까지 4개 손가락 등을 사용하여 쓸어내리듯 어루만진다.

잡기

엄지손가락과 둘째손가락으로 잡고 힘을 느슨하게 하는 동작을 반복한다. 합곡이나 태충 등 손발의 경혈은 잡은 다음 단번에 풀어준다.

두드리기

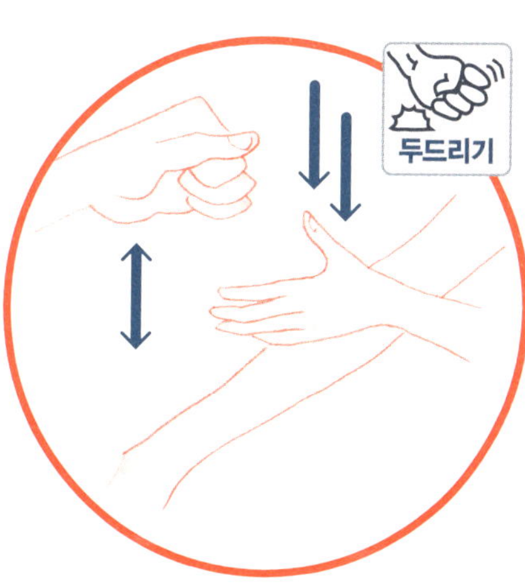

양쪽이나 한쪽 주먹으로 손목의 힘을 빼고 리듬감 있고 가볍게 두드린다. 손가락을 가볍게 펴고 새끼 손가락 측면으로 가볍게 두드리는 방법도 있다.

꾹 누르면 통증이 사라지는 15개의 지압점, 증상과 효과

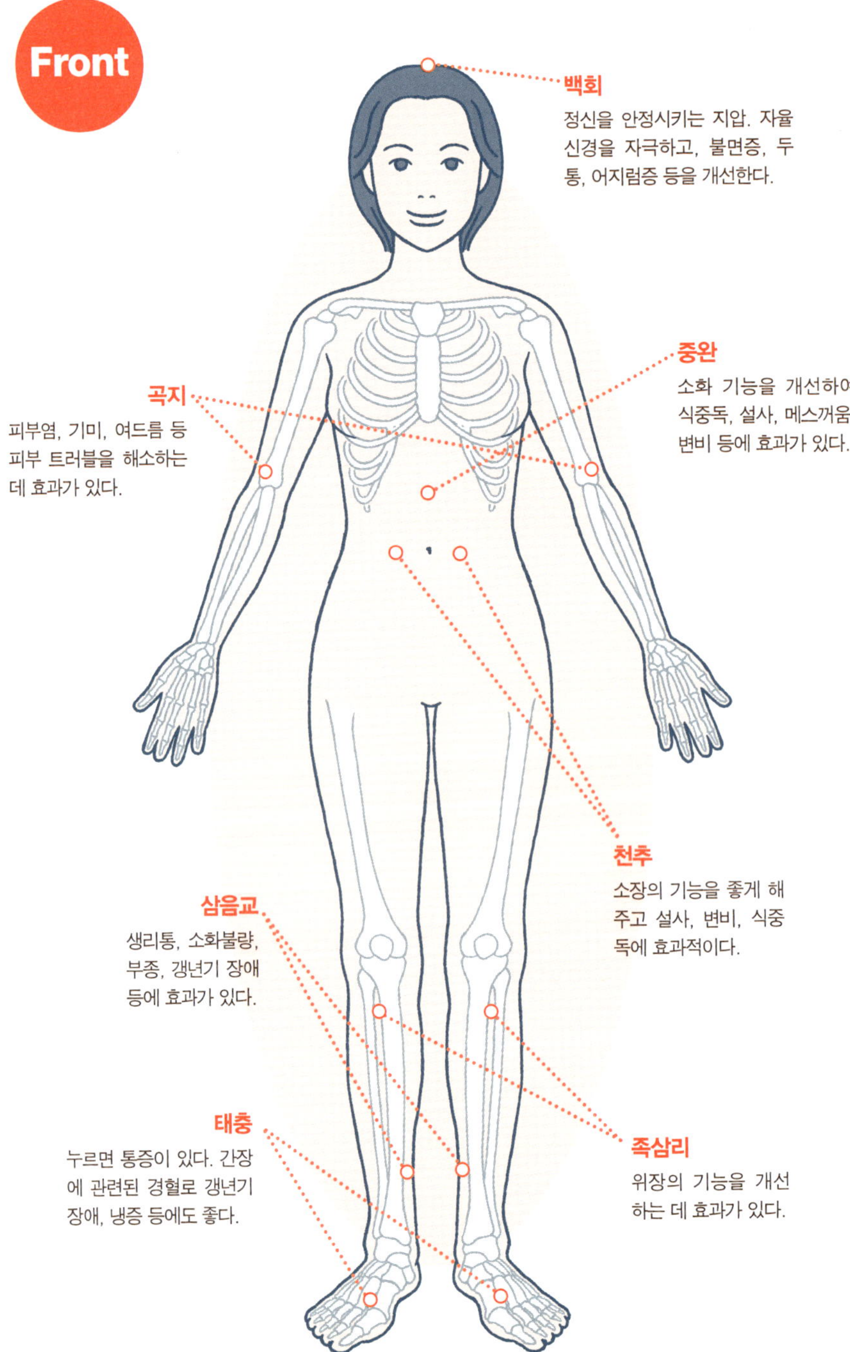

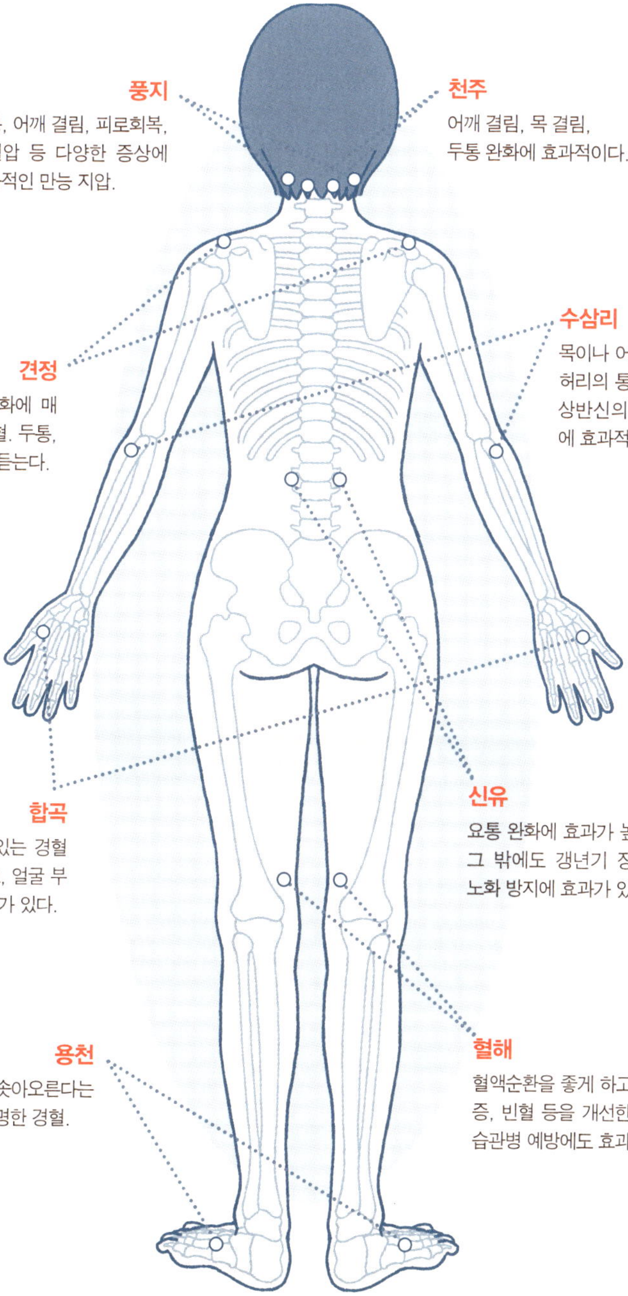

풍지
두통, 어깨 결림, 피로회복, 고혈압 등 다양한 증상에 효과적인 만능 지압.

천주
어깨 결림, 목 결림, 두통 완화에 효과적이다.

수삼리
목이나 어깨 결림, 등 허리의 통증, 두통 등 상반신의 모든 증상에 효과적이다.

견정
어깨 결림의 완화에 매우 효과적인 경혈. 두통, 치통 등에도 잘 듣는다.

합곡
얼굴에 연결되어 있는 경혈로 두통, 눈의 피로, 얼굴 부종, 치통 등에 효과가 있다.

신유
요통 완화에 효과가 높다. 그 밖에도 갱년기 장애, 노화 방지에 효과가 있다.

용천
원기가 샘물처럼 솟아오른다는 발바닥에 있는 유명한 경혈.

혈해
혈액순환을 좋게 하고 무릎 통증, 빈혈 등을 개선한다. 생활습관병 예방에도 효과적이다.

볼펜 등 주변 도구를 이용한 경혈 자극법

뜻밖의 물건이 건강 도구로 변신

최근에는 수많은 종류의 지압용 도구가 나오고 있다.

하지만 일부러 지압을 하기 위해 도구를 살 필요는 없다. 이전에 사서 사용하던 도구를 서랍 속에 방치해두고 있지는 않은지 살펴보자. 지압용 도구는 편리하긴 하지만 지압을 하기 위한 용도로만 쓰다 보니 어딘가에 치워놓고 잘 사용하지 않게 되는 단점이 있다.

사실 우리 주변에서 일상적으로 사용하는 도구나, 쓸모가 없어진 물건을 활용해도 충분히 효과적인 지압을 할 수 있다. 언제라도 집에서 통증이나 피로 등을 간단하게 해소할 수 있는 마법의 아이템을 찾아보자.

머리핀, 이쑤시개, 스푼, 랩의 심지 등은 얼마든지 훌륭한 지압 도구가 될 수 있다. 어떤 도구를 사용하여 지압을 하더라도 '기분 좋을' 정도로 적당히 실시하자.

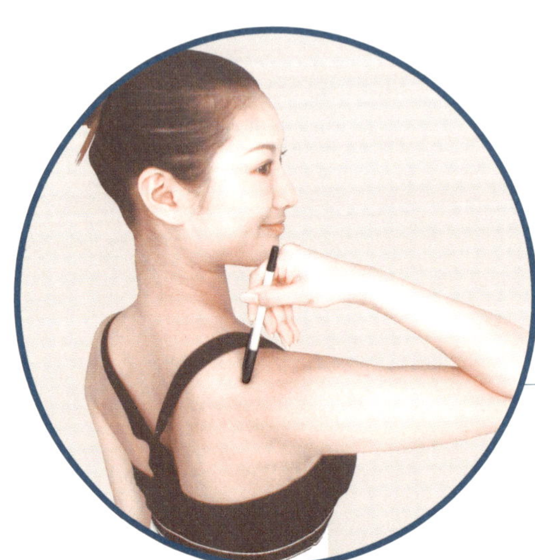

볼펜

펜 같은 가느다란 막대 도구로 눌러주면 특별히 힘을 주지 않고도 상당히 강한 자극을 줄 수 있다.

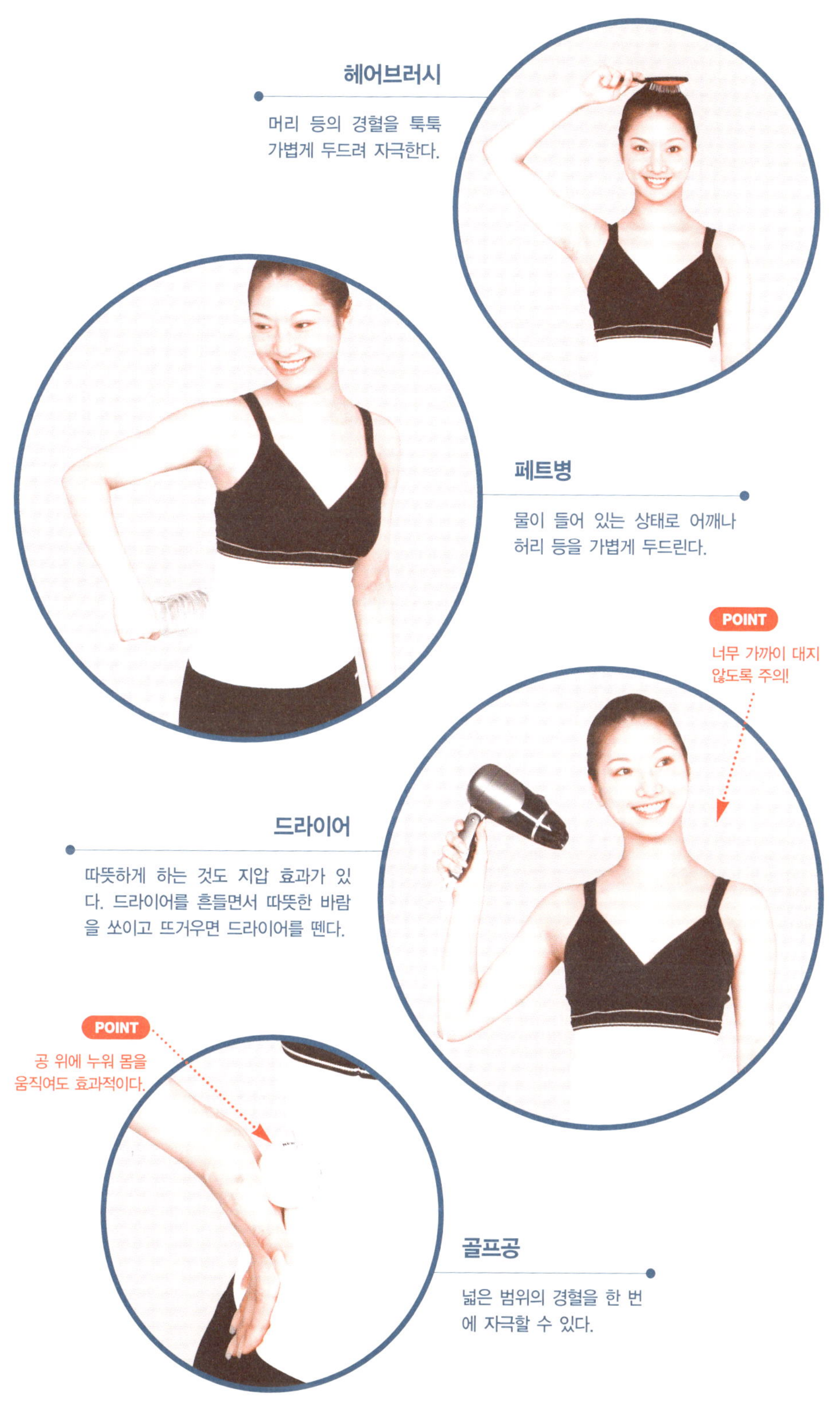

헤어브러시

머리 등의 경혈을 툭툭
가볍게 두드려 자극한다.

페트병

물이 들어 있는 상태로 어깨나
허리 등을 가볍게 두드린다.

드라이어

따뜻하게 하는 것도 지압 효과가 있
다. 드라이어를 흔들면서 따뜻한 바람
을 쏘이고 뜨거우면 드라이어를 뗀다.

골프공

넓은 범위의 경혈을 한 번
에 자극할 수 있다.

이 책을 효과적으로 사용하는 법

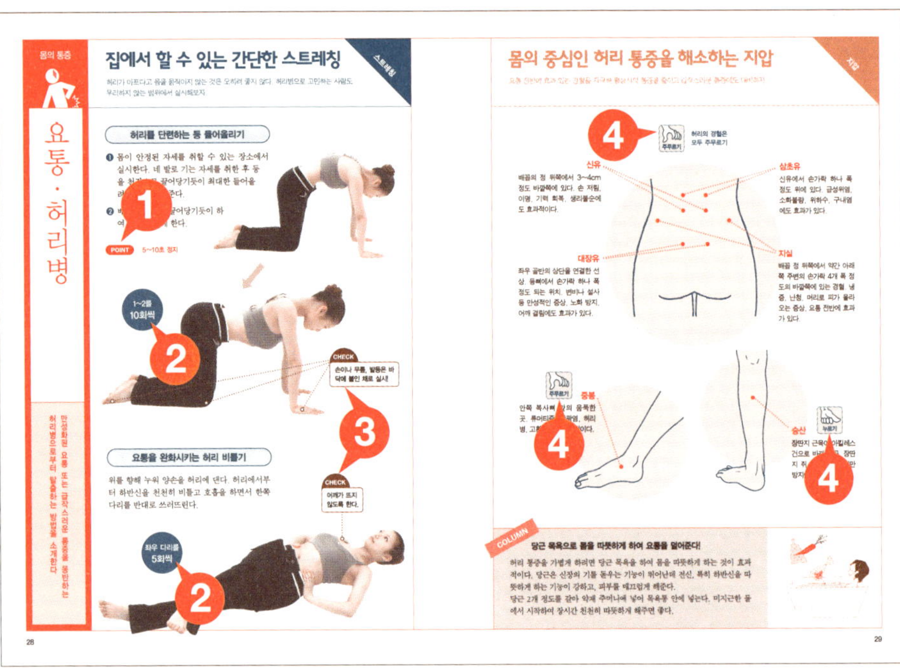

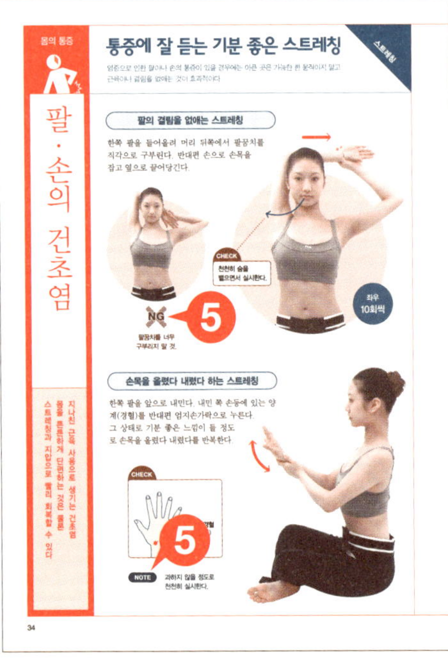

1. 운동을 할 때 중요한 점은 POINT로 알려준다.

2. 운동을 실시할 때 가장 적합한 횟수를 표시해두었다.

3. 자세에서 주의해야 할 점을 CHECK로 표시해두었다.

4. 누르기, 주무르기, 문지르기, 두드리기, 잡기, 도구 등은 경혈의 자극방법을 나타낸다.

5. 운동을 실시할 때 해서는 안 될 자세나 동작을 나타낼 때는 NG, NOTE라고 표시했다.

CHAPTER 1

통증을 통쾌하게 날려주는 지압 & 스트레칭 – 질병편

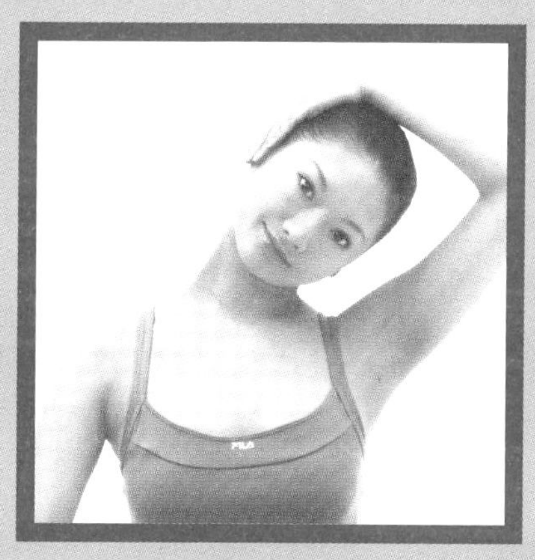

요통·허리병

만성화된 요통 또는 급작스러운 통증을 동반하는 허리병으로부터 탈출하는 방법을 소개한다

집에서 할 수 있는 간단한 스트레칭

허리가 아프다고 몸을 움직이지 않는 것은 오히려 좋지 않다. 허리병으로 고민하는 사람도 무리하지 않는 범위에서 실시해보자.

스트레칭

허리를 단련하는 등 들어올리기

❶ 몸이 안정된 자세를 취할 수 있는 장소에서 실시한다. 네 발로 기는 자세를 취한 후 등을 천장으로 끌어당기듯이 최대한 들어올려 둥글게 말아준다.

❷ 배를 바닥으로 끌어당기듯이 하여 허리를 휘게 한다.

POINT 5~10초 정지

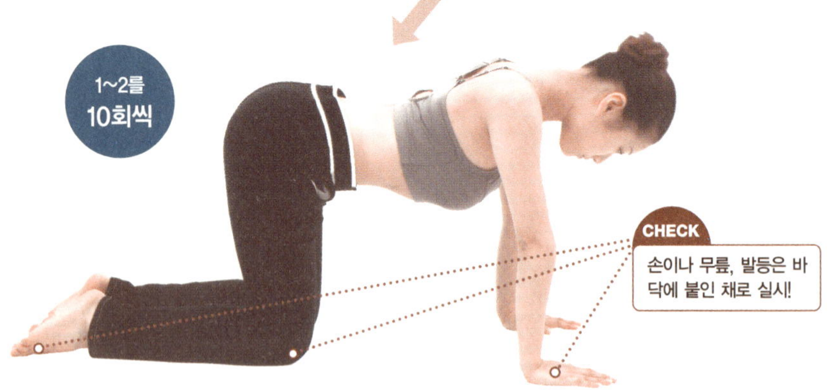

요통을 완화시키는 허리 비틀기

바로 누워 양손을 허리에 댄다. 허리에서부터 하반신을 천천히 비틀고 호흡을 하면서 한쪽 다리를 반대로 쓰러뜨린다.

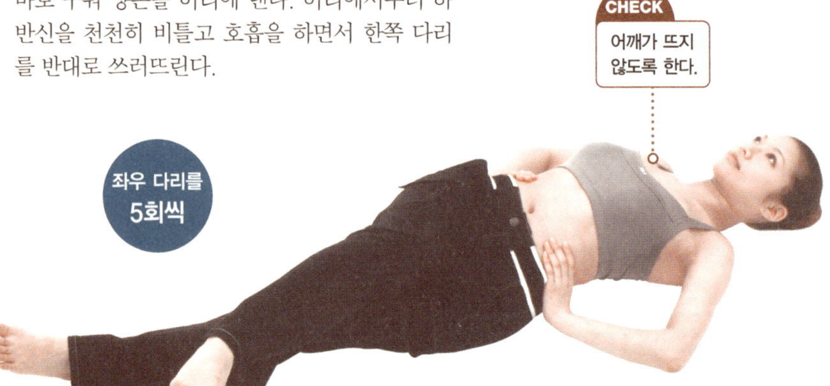

몸의 중심인 허리 통증을 해소하는 지압

요통 전반에 효과 있는 경혈을 자극해 평상시의 통증을 줄이고 갑작스러운 통증에도 대비하자.

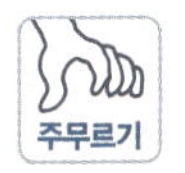

신유

배꼽의 정 뒤쪽에서 3~4cm 정도 바깥쪽에 있다. 손 저림, 이명, 기력 회복, 생리불순에도 효과적이다.

삼초유

신유에서 손가락 1개 폭 정도 위에 있다. 급성위염, 소화불량, 위하수, 구내염에도 효과가 있다.

대장유

좌우 골반의 상단을 연결한 선 상. 등뼈에서 손가락 1개 폭 정도 되는 위치. 변비나 설사 등 만성적인 증상, 노화 방지, 어깨 결림에도 효과가 있다.

지실

배꼽 정 뒤쪽에서 손가락 4개 폭 정도 바깥쪽에 있는 경혈. 냉증, 난청, 머리로 피가 올라오는 증상, 요통 전반에 효과가 있다.

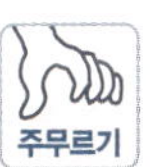

중봉

안쪽 복사뼈 앞의 움푹한 곳. 류머티즘, 방광염, 허리병, 고환염에도 효과적이다.

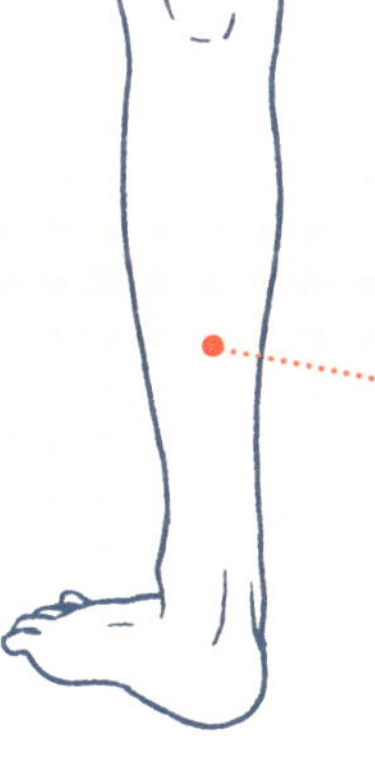

승산

장딴지 근육이 아킬레스건으로 바뀌는 곳. 장딴지 쥐, 노화 방지, 비만 방지에도 효과가 있다.

당근 목욕으로 몸을 따뜻하게 하여 요통을 덜어준다!

허리 통증을 가볍게 하려면 당근 목욕을 하여 몸을 따뜻하게 하는 것이 효과적이다. 당근은 신장의 기를 돋우는 기능이 뛰어난데 전신, 특히 하반신을 따뜻하게 하는 기능이 강하고, 피부를 매끄럽게 해준다.

당근 2개 정도를 갈아 약재 주머니에 넣어 목욕통 안에 넣는다. 미지근한 물에서 시작하여 장시간 천천히 따뜻하게 해주면 좋다.

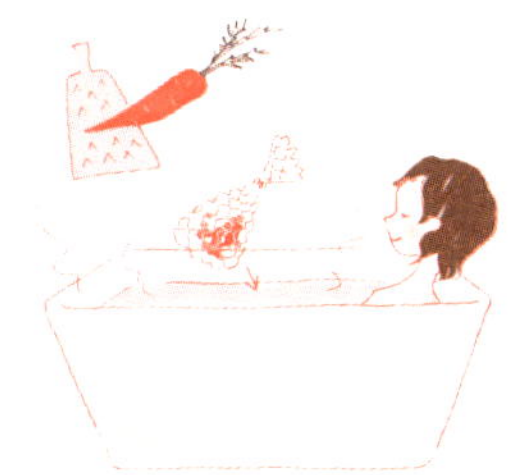

매일 할 수 있는 쉬운 스트레칭

간단한 운동이니 매일 꾸준히 하는 습관을 들이자. 점차 통증이 완화된다.

좌골신경통 · 헤르니아

방치해두면 증상이 더욱 악화된다
무엇보다도 조기 치료가 중요하다

좌골신경통에 좋은 팔자 엎드리기

양다리를 팔자(八字)로 벌려 앉는다. 아픈 쪽 다리를 접은 후 반대편 다리의 안쪽에 붙인다. 호흡을 하면서 천천히 상체를 숙인다.

POINT 양쪽 다리에 모두 통증이 있을 때는 편한 쪽부터 실시한다.

CHECK 15초간 정지한다.

좌우 각각 하루 3회

헤르니아 (탈장)에 잘 듣는 전신 비틀기

바로 누워 손발을 길게 늘어뜨린다. 허리를 비틀어 오른쪽 무릎을 왼쪽으로 쓰러뜨리고 얼굴은 오른쪽으로 향하게 한다.

POINT 호흡을 하면서 15초 정지한다.

CHECK 어깨가 뜨지 않도록

좌우 3회씩

참을 수 없는 신경통에 좋은 지압

몸 안에서 가장 두꺼운 신경인 좌골신경. 공기가 차가운 아침에 특히 고통스러운 헤르니아.
통증 해소와 예방을 겸한 경혈 누르기를 해보자.

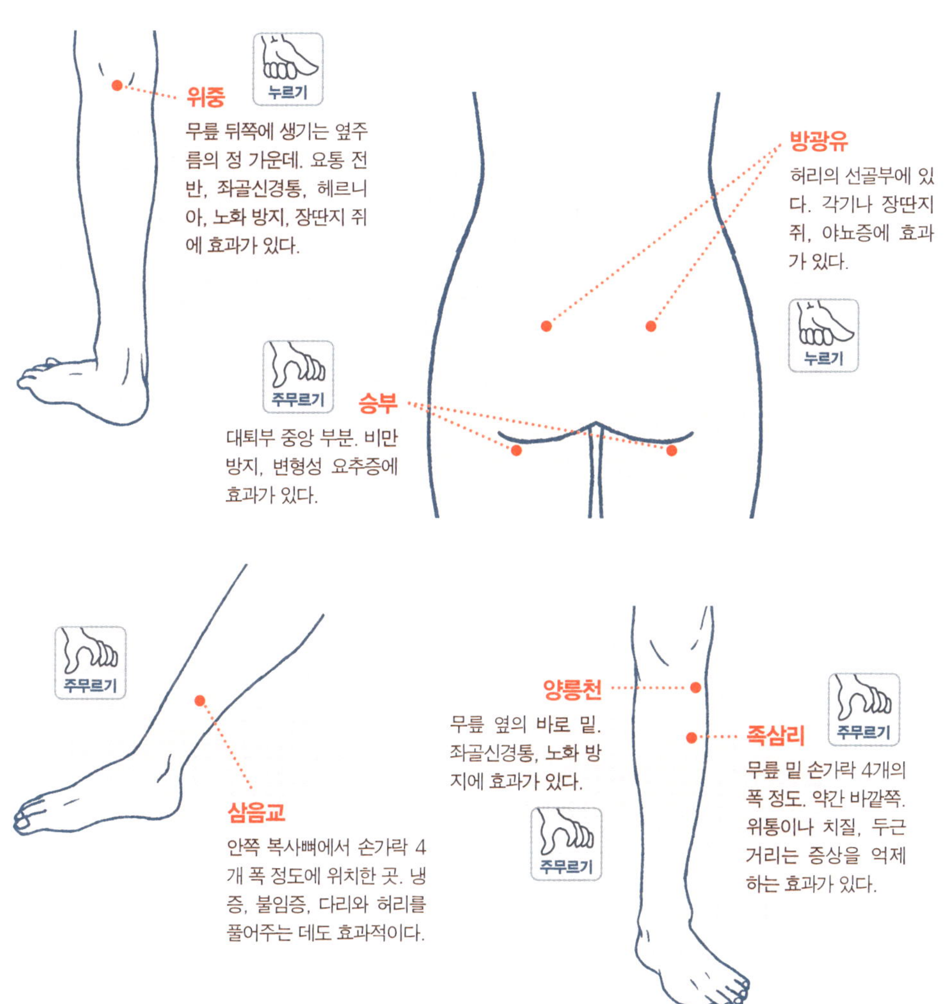

COLUMN

신경통에는 모래 요법이 잘 듣는다!

옛날에 복어를 먹고 중독됐을 경우 하룻밤 모래 찜질을 하면 살아났다고 한다. 모래는 강력한 독을 빨아내어 정화시켜주는 작용을 하는 것으로 알려져 있다. 이러한 모래 요법은 자연의 힘을 이용한 치료법이다. 모래 요법을 실시할 때는 직사광선에 직접 닿지 않도록 하고, 45도 이상의 모래 속에는 들어가지 않도록 하며, 수분을 잘 섭취하는 등 여러 방면으로 신경을 써야 한다.
최근에는 '모래 목욕'이 신진대사를 촉진시키는 것과 동시에 데톡스(독출) 효과도 있는 온욕법으로 주목받고 있다.

사십견·오십견

어깨 통증을 풀어주는 운동

어깨 관절을 천천히 움직이면 증상의 악화를 억제할 뿐 아니라 조기 회복에도 효과적이다.
무리하지 말고 조금씩 실행해보자.

어깨 관절을 풀어주는 팔 들어올리기

❶ 다리는 어깨 너비만큼 벌리고 손바닥을 위로 향하게 하여 어깨 높이까지 올린다.

❷ 양 손바닥을 마주 보게 들어올린다.

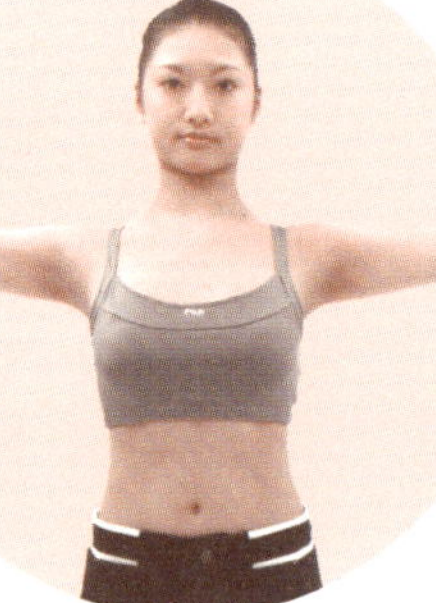

1일 5회 실시

POINT
무리하지 말고
천천히 실시한다.

CHECK
천천히 호흡을
하면서 실행한다.

빠른 회복을 돕는 수건 끌어당기기

❶ 다리를 어깨 너비만큼 벌리고 손등이 아래로 향하게 한다. 수건을 쥐고 어깨 높이까지 올린다.

❷ 수건을 가슴 쪽으로 끌어당긴다.

이 동작을 10회씩

CHECK
양손의 간격도 어깨
너비로 유지한다.

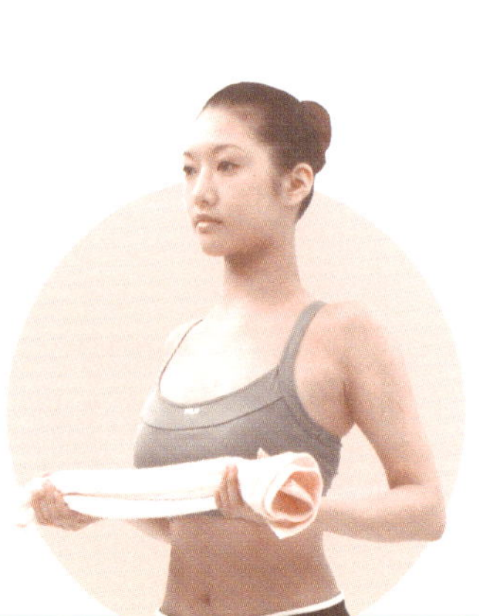

POINT
어깨 관절을 의식하면서
실시하면 효과적이다.

40~50세에 흔한 사십견과 오십견
운동과 지압으로 통증을 개선한다

사십견과 오십견을 개선하는 지압

어깨 관절의 동작 범위를 좁히는 사십견과 오십견. 운동과 더불어 경혈 누르기를 하면 통증이 완화된다.

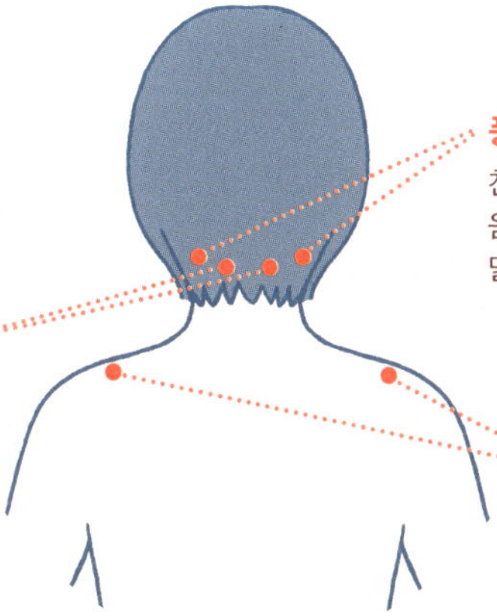

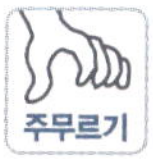

풍지

주무르기

천주와 귀 뒤에 있는 뼈 사이의 움푹 들어간 부분. 두통, 각종 멀미, 코 막힘에도 잘 듣는다.

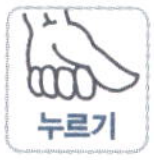

천주

누르기

목 뒤 2개의 두꺼운 근육 바깥으로 움푹 들어간 부분. 어깨 통증이나 결림, 목의 통증, 눈의 피로에 효과가 있다.

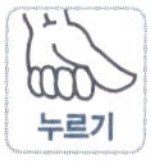

견정

누르기

목에서 어깨로 손가락 3개 폭 정도 되는 곳. 어깨 통증 전반에 효과가 있다. 저림이나 마비 증상, 충격에 의한 손상, 현기증에도 효과적이다.

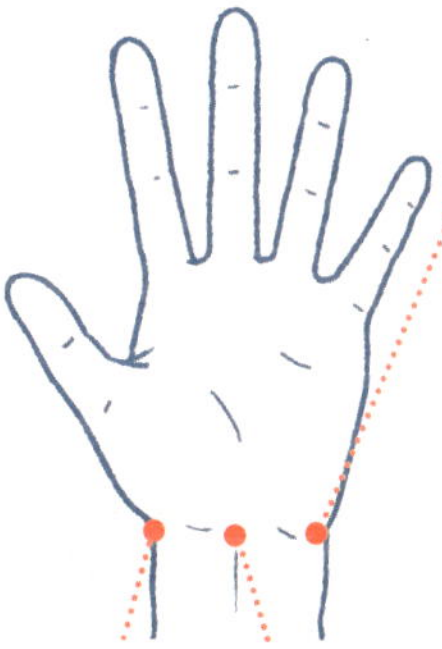

신문

새끼손가락 밑쪽에서 손목 주름 위. 태연이나 대릉의 효능과 더불어 울렁증이나 노화 방지, 편타성 손상에 잘 듣는다.

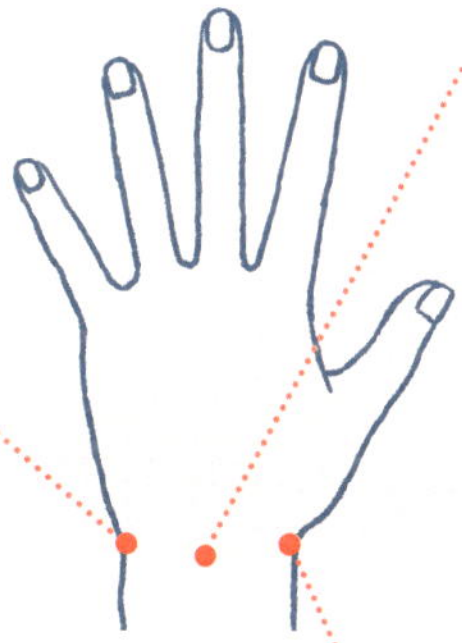

양지

손목 옆주름 중앙의 움푹 들어간 곳. 피부 트러블에 효과적이다.

태연   대릉

양 손목의 옆주름 위. 류머티즘, 팔이나 손 저림, 팔의 신경통에 효과가 있다.

양곡

새끼손가락 밑의 움푹 들어간 곳. 손목 염좌, 이명, 치통, 두통, 현기증, 다이어트에 효과적이다.

주무르기

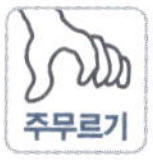

손목의 경혈은 모두 주무르기

양계

엄지손가락 아래 손목에 생기는 옆주름 부분. 움푹 들어간 곳. 치통, 류머티즘, 저림이나 마비에 효과가 있다.

매실 장아찌의 구연산 효과로 통증을 완화!

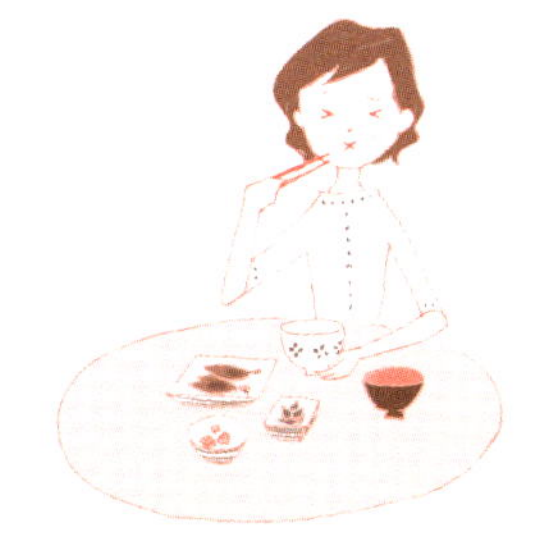

"매실을 먹으면 하루 종일 건강하게 지낼 수 있다"는 말이 있을 정도로 매실은 예부터 몸에 좋다고 알려져 있다. 매실에는 다량의 구연산이 들어 있으며, 신진대사를 높이는 작용이 있어서 어깨에 쌓인 노폐물을 몸 밖으로 배출시키고, 사십견 등의 어깨 통증을 완화시키는 효과가 있다고 한다. 또한 피로 회복이나 식욕 부진, 노화 방지에도 효과적이다. 하루에 2~3개 정도 먹도록 하자. 단 염분 제한이 요구되는 사람은 주치의와 상담할 것.

통증에 잘 듣는 기분 좋은 스트레칭

염증으로 인한 팔이나 손의 통증이 있을 경우에는 아픈 곳은 가능한 한 움직이지 말고
근육이나 결림을 없애는 것이 효과적이다.

스트레칭

팔·손의 건초염

지나친 근육 사용으로 생기는 건초염
몸을 튼튼하게 단련하는 것은 물론
스트레칭과 지압으로 빨리 회복할 수 있다

팔의 결림을 없애는 스트레칭

한쪽 팔을 들어올려 머리 뒤쪽에서 팔꿈치를
직각으로 구부린다. 반대편 손으로 손목을
잡고 옆으로 끌어당긴다.

CHECK
천천히 숨을
뱉으면서 실시한다.

좌우
10회씩

NG
팔꿈치를 너무
구부리지 말 것.

손목을 올렸다 내렸다 하는 스트레칭

한쪽 팔을 앞으로 내민다. 내민 쪽 손등에 있는 양
계(경혈)를 반대편 엄지손가락으로 누른다.
그 상태로 기분 좋은 느낌이 들 정도
로 손목을 올렸다 내렸다를 반복한다.

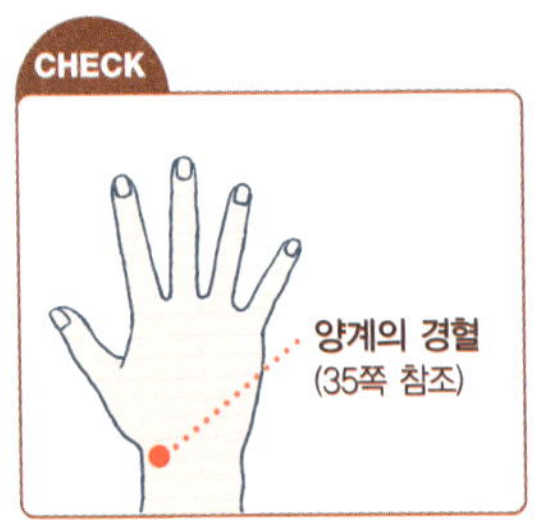

NOTE 과하지 않을 정도로
천천히 실시한다.

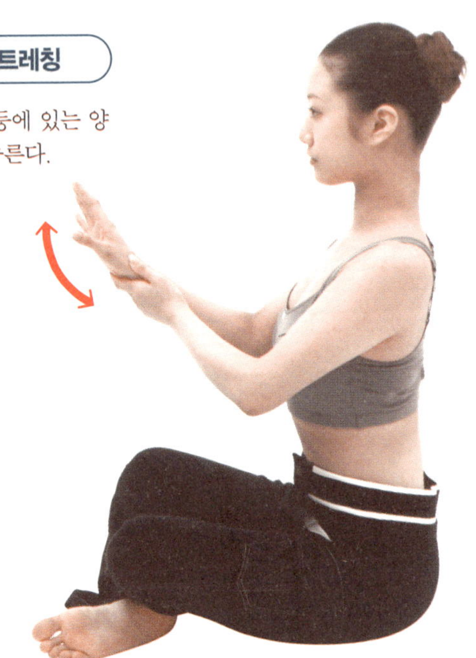

잘 낫지 않는 건초염을 없애는 지압

한번 걸리면 좀처럼 치유가 어려울 뿐 아니라 습관성이 되기 쉬운 건초염. 조기에 대처할 필요가 있다.

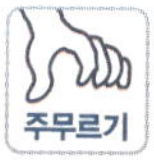

손등, 팔의 경혈은
모두 주무르기

합곡

엄지손가락과 둘째손가락 사이
둘째손가락에 가까운 쪽. 눈의
피로, 변비, 생리통, 치통, 갑상
선에도 효과적이다.

양계

손목에 생기는 옆주름
의 엄지손가락 끝부분.
움푹 들어간 곳. 저림이
나 마비, 류머티즘, 하
치통에 효과가 있다.

양지

손목 옆주름 중앙의 들어간 곳. 피부
트러블, 류머티즘에 효과가 있다.

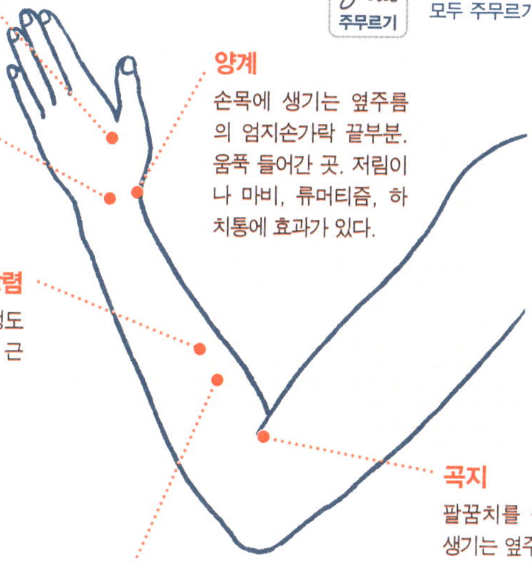

상렴

수삼리에서 손가락 1개 폭 정도
되는 곳. 어깨 관절의 통증, 근
육통에도 효과가 있다.

곡지

팔꿈치를 구부렸을 때
생기는 옆주름의 바깥쪽
부위. 팔 저림, 두통, 피
부병에도 효과적이다.

수삼리

팔꿈치를 구부렸을 때 생기는 주
름에서부터 손가락 3개 폭 정도
되는 곳. 어깨나 손목의 결림, 팔
의 통증이나 피로에 효과적이다.

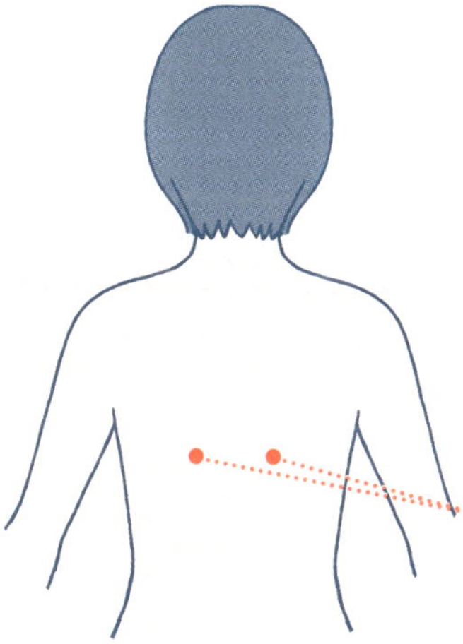

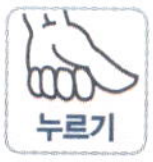

격유

좌우 견갑골 하단을 연결한 선상.
등뼈에서부터 손가락 1개 폭 정도.
생리불순, 손의 피로에 효과적이다.

건초염은 예방이 중요!

사무실에 앉아 컴퓨터 자판을 두드리는 일이 많아지면서 건초염으로 고생하
는 사람들이 늘어났다. 예방책은 두 가지. ①한 시간마다 10분씩 휴식을 취한
다. ②몸을 구부리고 펴주는 스트레칭을 한다. 이 동작을 의식적으로 실행하
자. 또한 통증이 나타나면 운동이나 지압과 더불어 수건이나 습포를 붙이는
등 환부를 차갑게 하는 것이 좋다.

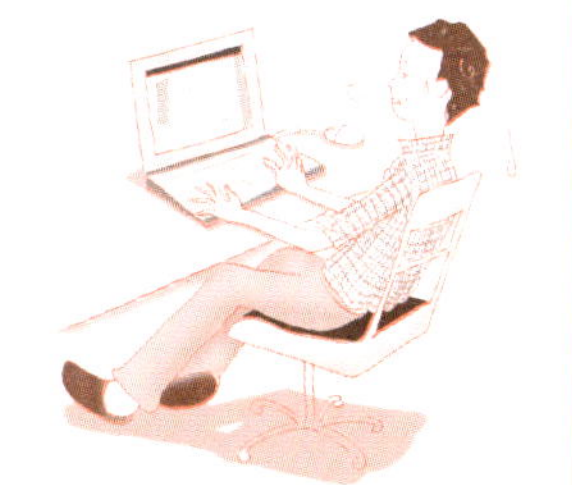

관절에 좋은 스트레칭

류머티즘으로 인한 관절통이나 긴장된 몸을 가능한 한 부담을 주지 않는
스트레칭으로 해소한다.

류머티즘

특히 여성에게 많이 나타나는 류머티즘
스트레칭과 지압으로 가볍게 치료한다

관절에 좋은 양손 당기기

등과 허리를 펴고 책상다리로 앉는다. 손바닥이
상하가 되도록 서로 맞춘다. 아프지 않을 정도로
상태를 보면서 양손을 당겨준다.

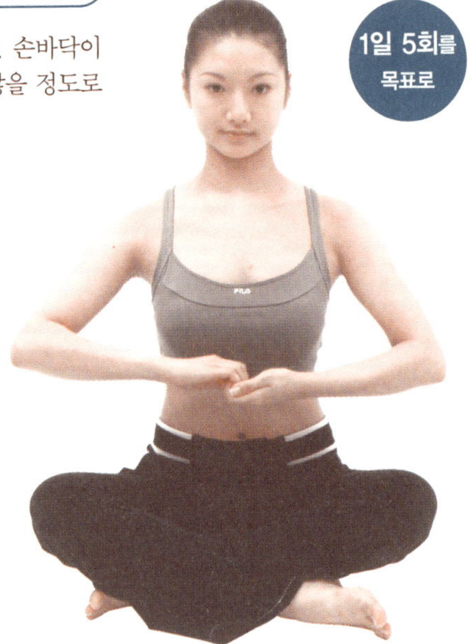

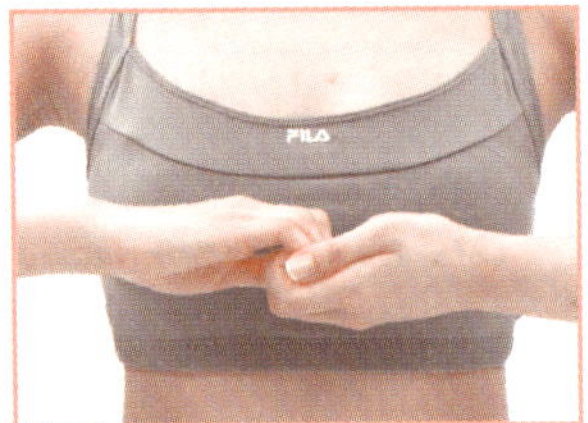

POINT 10~15초간 당긴다.

긴장한 몸을 풀어주는 큰 대자 자세

❶ 바로 누워 양손과 양발을 한껏 늘여 큰 대자로 만
든다. 전신을 쭉 편 상태에서 10초간 멈춘다.

❷ 힘을 빼고 잠시 휴식한 후 다시 큰 대자로.

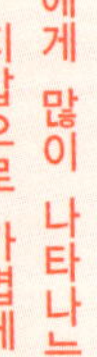

POINT 손가락, 발가락도 쭉쭉
벌려주면 효과적이다.

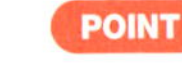

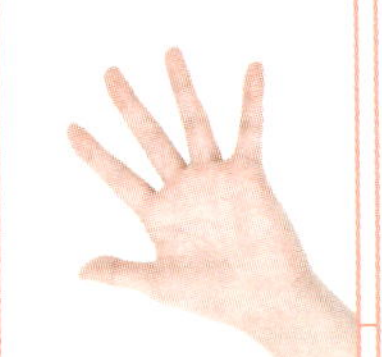

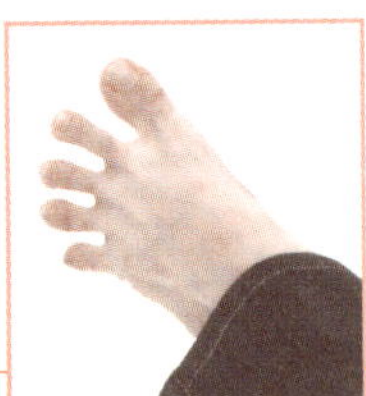

쿡쿡 쑤시는 류머티즘에 잘 듣는 지압

고통이 만만치 않은 류머티즘. 효과를 기대할 수 있는 경혈의 위치를 알고, 느긋하게 눌러주면서
하나의 습관이 되도록 해보자.

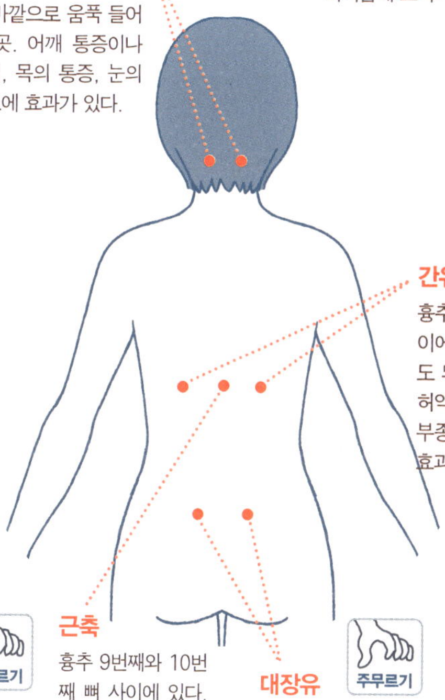

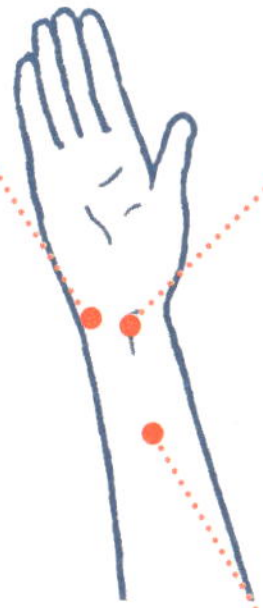

천주 (누르기)

목 뒤 2개의 두꺼운 근육 바깥으로 움푹 들어간 곳. 어깨 통증이나 결림, 목의 통증, 눈의 피로에 효과가 있다.

신문 (주무르기)

손목의 옆주름 위, 새끼손가락 측. 동계, 노화 방지, 류머티즘에 효과가 있다.

대릉 (주무르기)

손목의 옆주름 위 중앙 부근. 팔의 신경통, 류머티즘, 팔이나 손 저림에 효과적이다.

간유 (누르기)

흉추 9번째와 10번째 사이에서 손가락 2개 폭 정도 되는 곳. 간 기능 저하, 허약해진 위장, 두드러기, 부종, 불면증, 천식 등에 효과적이다.

내관 (누르기)

손바닥 쪽의 손목 주름에서부터 팔꿈치 쪽으로 손가락 3개 폭 정도 되는 곳. 무른 변, 식욕 부진, 멀미에 효과가 있다.

근축 (주무르기)

흉추 9번째와 10번째 뼈 사이에 있다. 스트레스, 울화 상태에 효과적이다.

대장유 (주무르기)

좌우의 골반 상단을 연결한 선상. 만성화된 설사나 변비, 노화 방지, 어깨 결림에 효과가 있다.

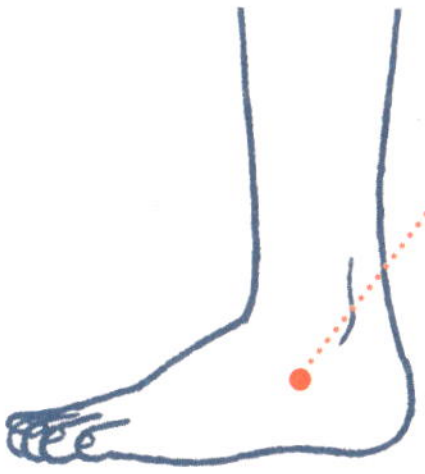

구허 (주무르기)

바깥쪽 복사뼈 앞 들어간 부분. 편두통, 가슴과 옆구리 통증, 염좌, 스트레스에 효과가 있다.

물속에서 걷기로 통증을 완화한다

통증이 있다고 해서 몸을 움직이지 않으면 시간이 지날수록 움직이고 싶은 마음이 더 없어진다. 그렇다고 무리하게 움직이는 것도 역효과를 낳는다. 물의 부력을 이용하여 수중 보행 훈련을 하면 통증을 거의 느끼지 않고 자연스럽게 걸을 수 있다. 더욱이 치유력이 생겨 효과적인 회복을 기대할 수 있다.
물의 온도는 30도 정도가 좋다. 처음에는 손을 젓는 등 물을 움켜쥐는 동작을 취하면서 실시한다.

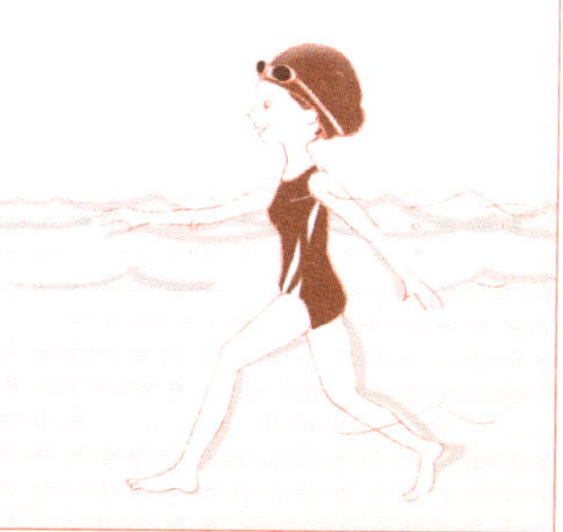

고관절통

친근한 도구로 하는 가벼운 운동

평상시의 나쁜 자세나 습관이 원인인 고관절통. 운동으로 몸의 뒤틀림을
교정하고 치료해야 한다.

운동

나쁜 자세를 바로잡는 다리 떨어뜨리기

❶ 바로 누워 왼쪽 다리를 위로 올린다. 수건을 발
바닥에 걸고, 숨을 내쉬면서 그대로 오른쪽으
로 내린다.

❷ 다리가 바닥에 닿기 직전까지
내린 다음 숨을 들이마시
며 원래 위치로 돌아온다.

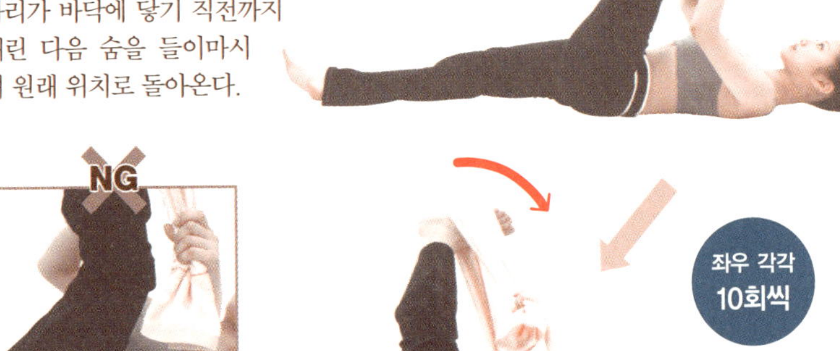

좌우 각각
10회씩

몸의 뒤틀림을 교정하는 한쪽 다리 들기

❶ 의자 등받이를 잡고 등을 펴 똑바로 선다.
천천히 숨을 내쉬면서 실시한다.

❷ 숨을 들이마시면서 원래대로
돌아온다.

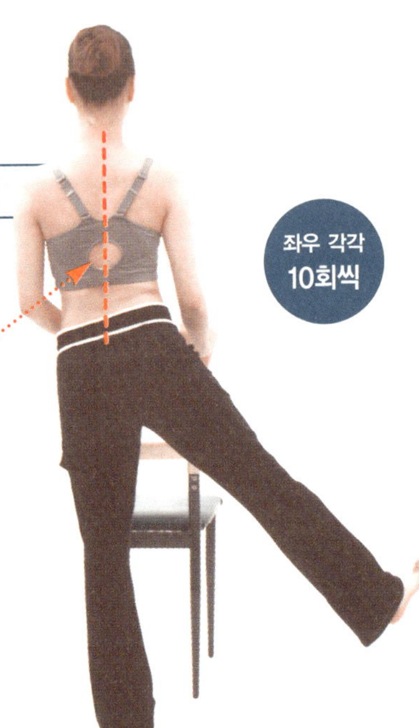

좌우 각각
10회씩

고관절은 체중을 지탱하는 중요한 관절이다
운동과 지압으로 통증을 해소하자

고관절 통증을 덜어주는 지압

고관절이 아프면 걷는 게 귀찮아지고 무슨 일이든 의욕이 없어진다. 행동 범위가 좁아지지 않도록
조기 처치가 필요하다.

합곡

손등의 엄지손가락과 둘
째손가락 정 중간에 있으
며, 눈의 피로, 생리통, 변
비, 치통에 효과적이다.

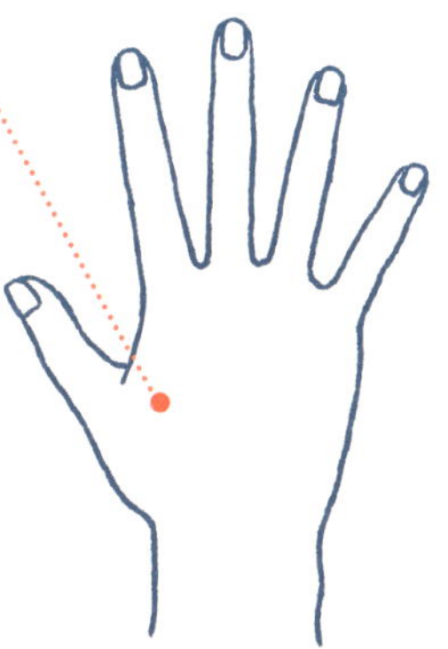

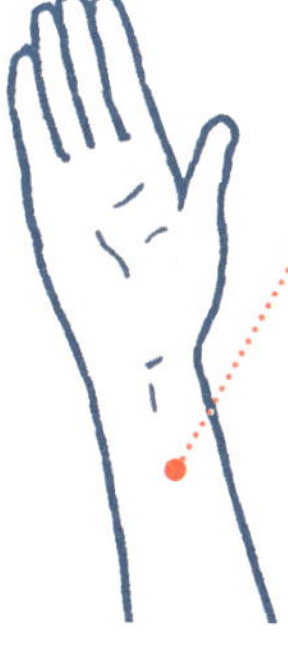

내관

손바닥 쪽의 손목 주름에
서 팔꿈치 쪽으로 손가락
3개 폭 정도에 있다. 흉
통, 위통, 숙취, 멀미, 식
욕 부진에 효과적이다.

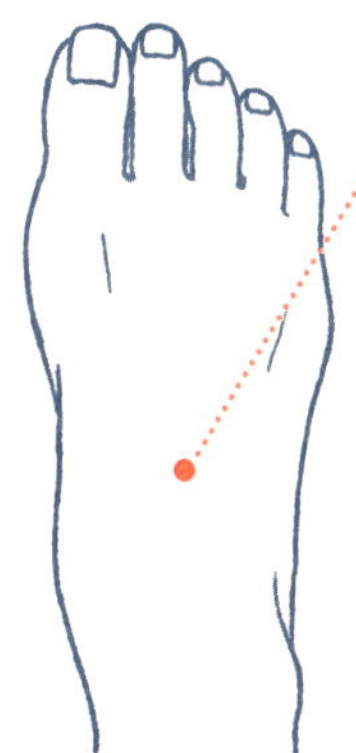

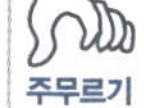

충양

발등의 둘째발가락과 셋째발
가락 사이에 있으며 누르면
아픈 곳. 위의 불편함이나 명
치의 통증에 효과적이다.

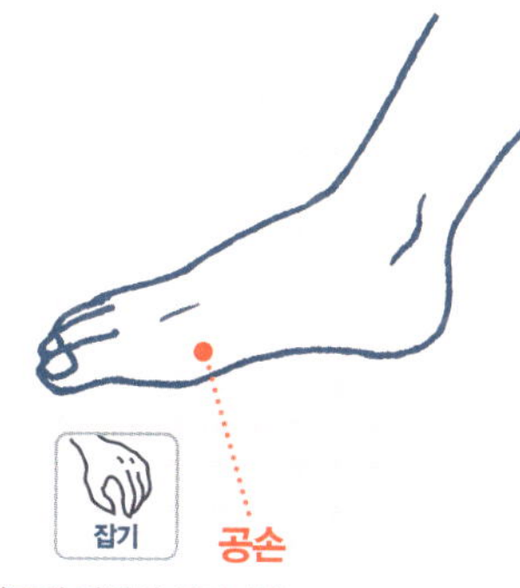

공손

엄지발가락 옆쪽에 관절이 튀어나온
부분에서 손가락 1개 폭 정도 뒤에
있다. 소화기 질환, 위통, 구토 증상,
소화 불량, 설사에 효과가 있다.

고관절통, 잘못된 자세부터 개선하자!

고관절통은 다리를 꼬거나 옆으로 눕기, 무릎을 꿇고 앉는 등 일상생활의 자
세나 노력해도 잘 고쳐지지 않는 버릇 등이 원인인 경우가 많다.
통증을 방치해두면 고관절이 비뚤어지고, 다른 부분에도 영향을 미친다. 장시
간 걸은 후에 발이 아파오거나, 책상다리로 앉기 어려운 증상이 생기면 주의
가 필요하다. 어쨌든 다리를 꼬는 자세는 금물! 일상생활에서 주의를 기울여
사전에 예방하자.

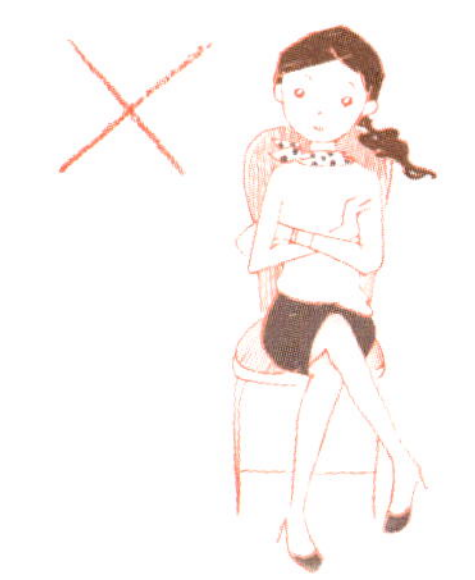

통증을 완화시키는 가벼운 스트레칭

계단 오르내리기, 짐을 들거나 내릴 때 통증이 있으면 스트레칭을 해보자.
통증도 덜고 예방에도 효과가 있다.

팔꿈치 · 무릎 통증

엄습해오는 통증을 순식간에 해소한다

나이와 함께 찾아오는 팔꿈치 통증과 무릎 통증

팔 통증을 완화시키는 팔꿈치 펴기

❶ 책상다리로 앉아 등을 똑바로 편다. 한쪽 팔을 어깨 높이까지 곧게 펴서 올리고, 손목을 구부리고 손가락 끝을 위로 향하게 한다.

❷ 반대편 손바닥으로 기분 좋을 정도로 끌어당긴다.

POINT 네 손가락을 사용하여 끌어당긴다.

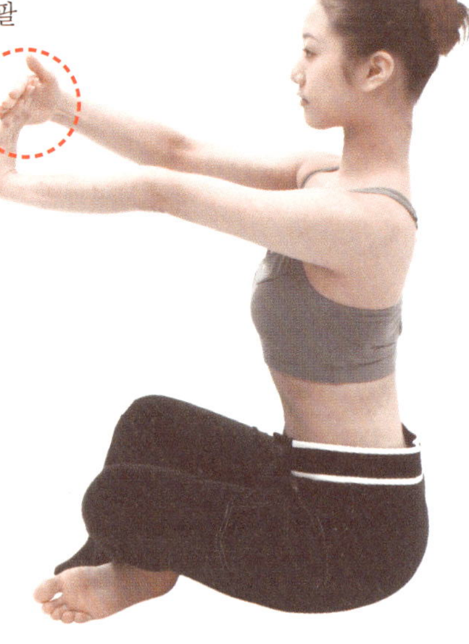

무릎 통증을 줄여주는 무릎 펴기

❶ 다리를 앞으로 펴서 앉아 등을 똑바로 편다. 한쪽 발을 가볍게 구부려 발바닥에 수건을 건다.

❷ 수건 길이를 조절하면서 무릎이 구부러지지 않도록 가슴 쪽으로 끌어당긴다.

지긋지긋한 관절통을 해소하는 지압

격한 운동 뒤에 팔꿈치나 무릎 관절이 아프다면 경혈을 가볍게 눌러주자. 통증이 완화되는 것을 느낄 수 있다. 팔꿈치 통증에 잘 듣는다.

무릎 통증에 즉효

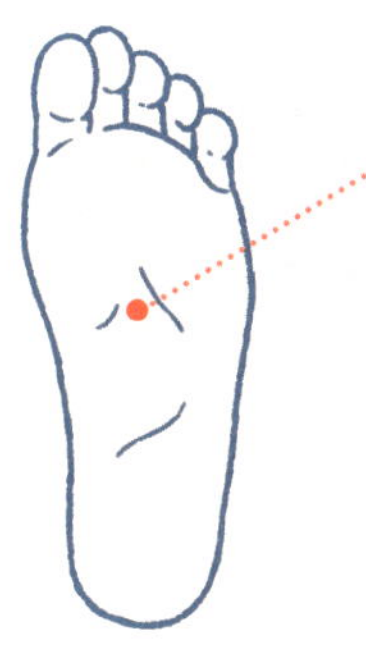

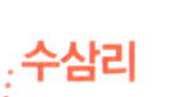

용천

둘째발가락과 셋째발가락 중간으로 이어진 곳. 발바닥의 중심보다 약간 발끝에 가까운 곳. 면역력 증진, 냉증, 어지럼증, 위장병에 효과가 있다.

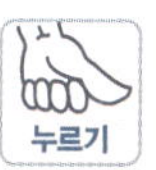

위중

무릎 뒤쪽에 생기는 옆주름의 정가운데. 요통 전반, 좌골신경통, 헤르니아, 장딴지 쥐에 효과가 있다.

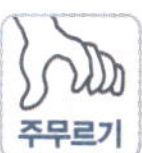

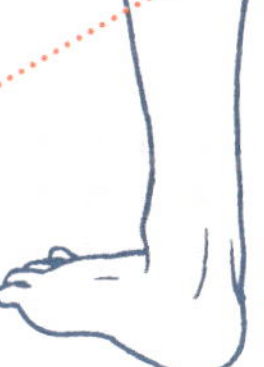

승산

장딴지 근육에서 아킬레스건으로 연결되는 곳에 있다. 장딴지 쥐, 노화 방지, 비만 방지에 좋다.

팔꿈치 통증에 즉효

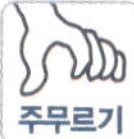

수삼리

팔꿈치를 구부릴 때 생기는 주름에서 손가락 3개 폭 되는 곳에 있으며 어깨나 목의 결림, 팔의 통증이나 피로에 효과적이다.

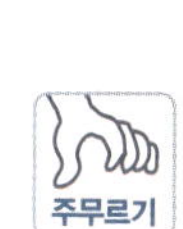

상렴

수삼리에서부터 손가락 1개 폭 정도의 위치. 어깨 관절의 통증, 근육통에도 잘 듣는다.

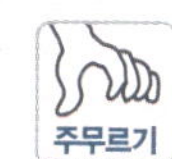

곡지

팔꿈치를 구부릴 때 생기는 옆주름 바깥쪽 부위. 팔 저림이나 두통, 소화 불량, 피부병에도 효과가 있는 경혈. 무릎 통증에 잘 듣는다.

예부터 전해지는 생강 습포로 통증 개선!

옛날부터 관절이 아플 때는 생강 습포를 이용하여 치료를 했다고 한다. 생강에는 소담작용이나 항산화, 해독, 발한, 진해 등의 여러 가지 작용이 있다. 생강 습포 만들기와 사용법에 대해 알아보자.

① 생강(약 150g)을 썰어놓는다.
② 입자가 고운 주머니에 넣는다.
③ 약 75도 정도의 물(약 5리터)에 생강 주머니를 넣고 생강즙을 짜낸다.
④ 수건을 적셔 잘 짜내어 환부에 댄다.

이와 같은 순서로 실시한다. 수건이 차가워지면 뜨거운 물에 넣었다가 짜서 다시 환부에 댄다. 약 15분간 실시하면 점차 통증이 해소된다.

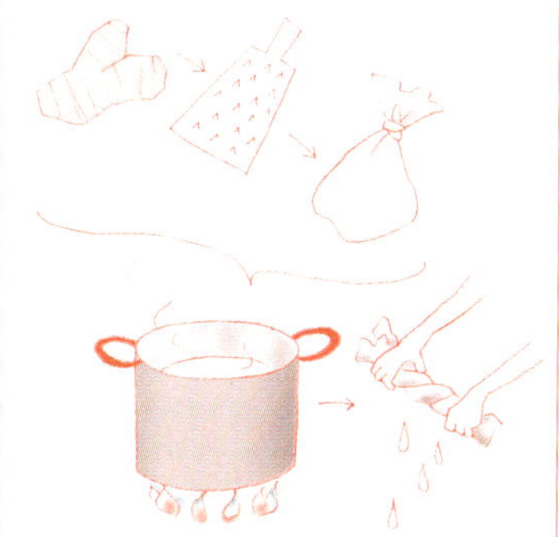

격통을 완화시키는 간단한 스트레칭

주로 근육의 수축으로 일어나는 장딴지 쥐. 근육 활동을 원활하게 하는 스트레칭을 염두에 두고 실시하자.

스트레칭

다리 경련·장딴지 쥐

밤에도 엄습해오는 격렬한 통증 해소법과 예방법을 동시에 알아두자

근육 수축을 풀어주는 장딴지 펴기

❶ 다리의 힘을 빼고, 한 손으로 경련이 있는 다리 쪽의 무릎을 누른다.

❷ 경련이 일어난 다리를 쭉 편 채 다른 손으로 발가락 전체를 잡고 몸 쪽으로 끌어당긴다. 장딴지 근육을 늘려준다.

POINT 무릎을 구부리면 안 된다.

CHECK 일상생활 속에서 자주 실행 하면 경련을 예방할 수 있다.

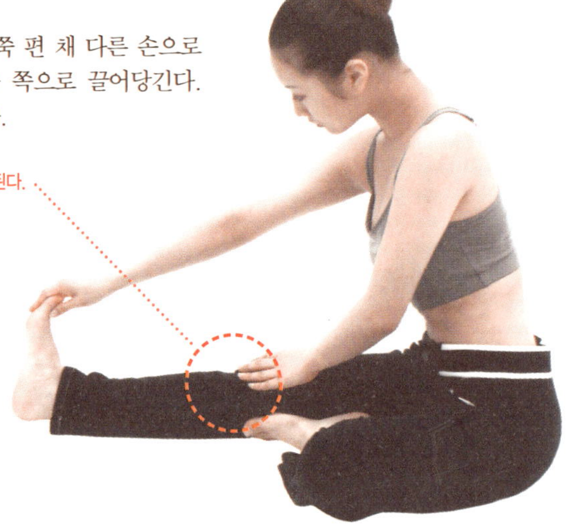

뭉친 다리를 시원하게 하는 마사지

다리에 경련이 일어나면 근육을 펴주는 것과 동시에 환부를 마사지하고, 혈액의 흐름을 좋게 하는 것이 중요하다. 혈액이 잘 흐른다는 느낌으로 마사지한다.

CHECK 생활 속에서 자주 하면 효과적이다.

POINT 상하로 마사지한다.

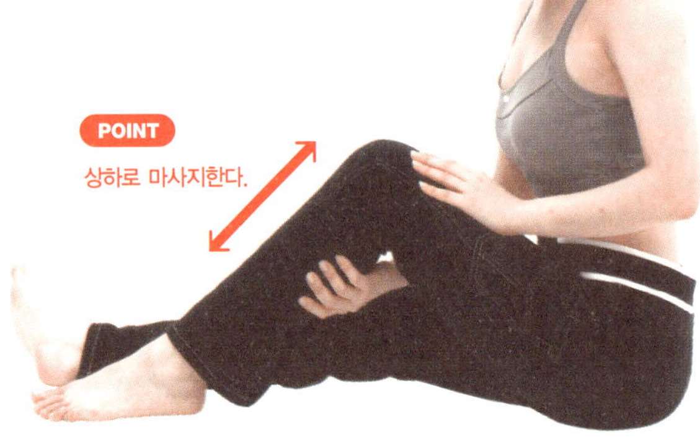

다리 경련을 예방하는 지압

혈액의 흐름이 좋지 않으면 일어날 수 있는 장딴지 쥐. 통증이 없어질 때까지 지압과 주무르기를 계속하여 쥐가 자주 일어나는 것을 예방하자.

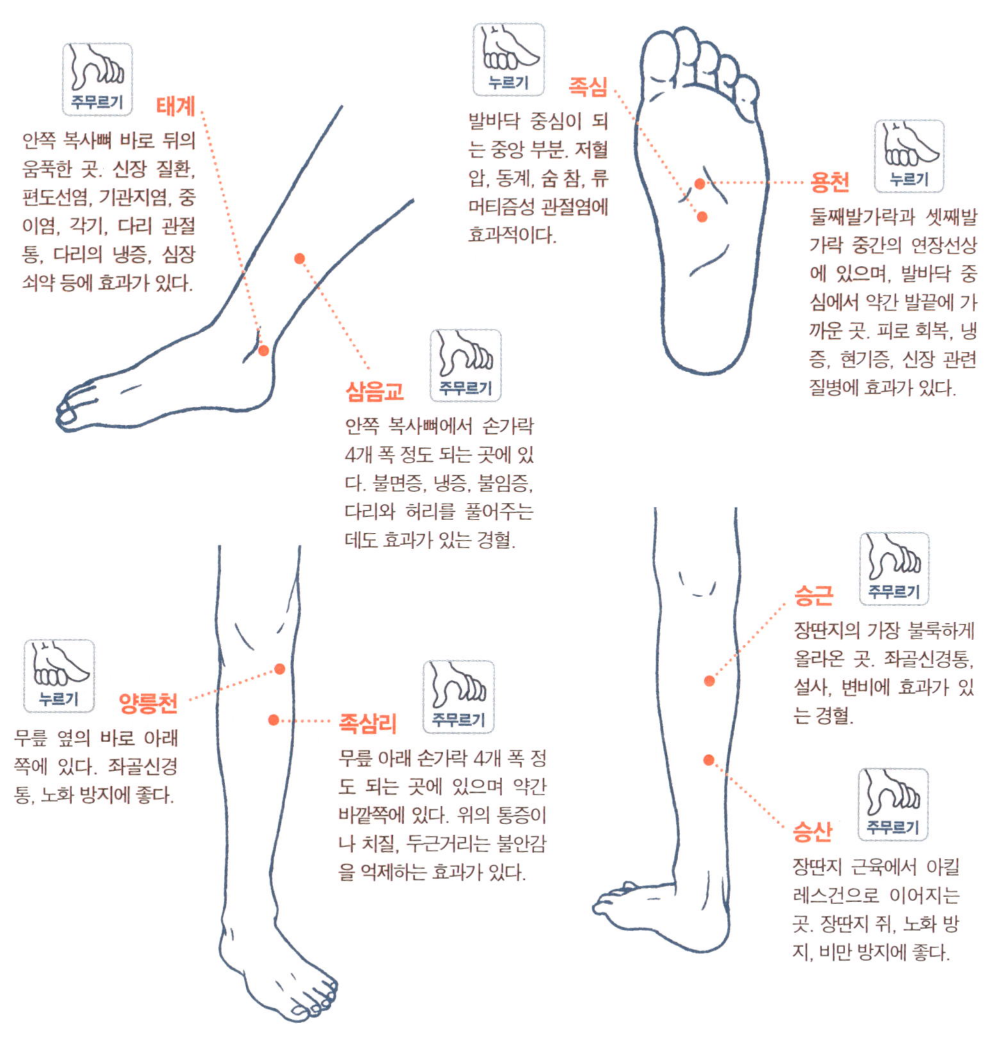

장딴지 쥐는 식품으로도 예방할 수 있다!

장딴지에서 일어나는 쥐를 예방하려면 근육 활동을 원활하게 하는 것이 중요하다. 그러려면 수분, 염분, 칼슘, 미네랄(특히 칼륨)을 적당히 섭취해야 한다. 또한 염분이나 탄산가스는 우리 몸에 좋지 않다고 말하지만 근육의 부드러운 움직임을 위해서는 필요한 물질이다.
특히 바나나, 아몬드, 브로콜리, 굴 등 칼륨이 풍부한 식품을 섭취하자.
격렬한 운동 전에 섭취하면 효과적이다. 바나나나 아몬드는 가방에 넣고 다닐 수도 있어 먹기 편리하다.

골다공증

뼈를 튼튼하게 하는 운동

편식이나 운동 부족 등의 생활습관으로 찾아오는 골다공증. 평소 꾸준한 운동으로
미리 예방하자.

뼈를 튼튼하게 하는 무릎 쓰러뜨리기

❶ 바로 누워 다리를 가지런히 한 후 무릎을 세운다.

❷ 편한 방향으로 무릎을 쓰러뜨리고, 얼굴은 반대쪽으로 돌린다. 기분 좋을 정도의 지점에서 5초간 정지한다.

POINT

손을 배 위에 올려놓고
편안한 상태로 실시한다.

좌우
5회씩

CHECK

통증이 있는 사람은 무릎 밑에
쿠션 등을 둔다. 움직이기 쉬워
지면 점차 각도를 틀어준다.

다리 근육을 단련시키는 제자리걸음

아무래도 걷는 게 고통스러운 사람은 다리에
무리가 가지 않도록 가벼운 운동부터 실시한
다. 처음에는 책상이나 의자를 잡고 시행
해도 좋다. 손 흔들기, 발을 올리는 각
도는 자신의 몸 상태에 맞춰 실시한다.
통증이 점차 완화된다.

POINT

다리를 바닥에 댈 때는
충격을 주지 않도록 한다.

자신의
페이스에
맞춘다.

폐경 후 여성에게 많이 나타나는 골다공증
뼈가 약해지기 전에 하루 빨리 조치를 취하자

칼슘이나 비타민 D의 흡수를 돕는 지압

칼슘이나 비타민 D의 체내 흡수를 돕기 위해 소화 흡수 효능을 지닌 경혈을 눌러주면 좋다.

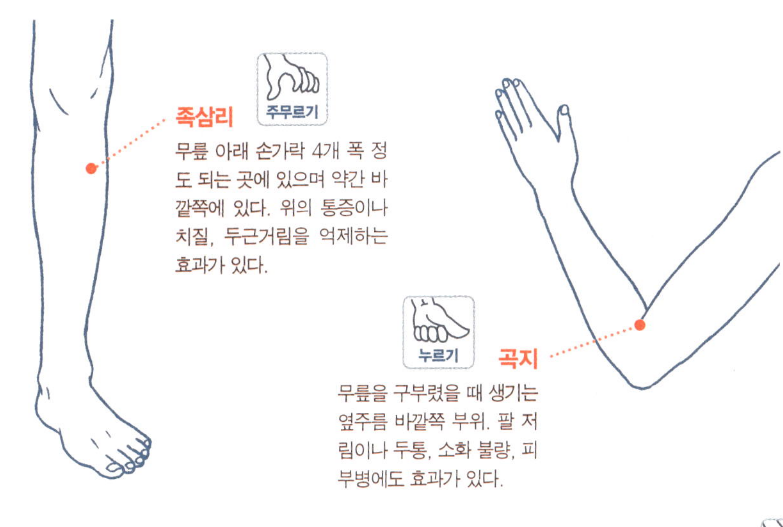

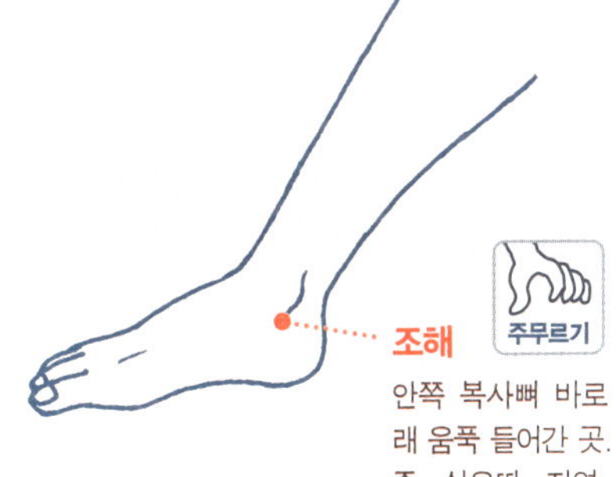

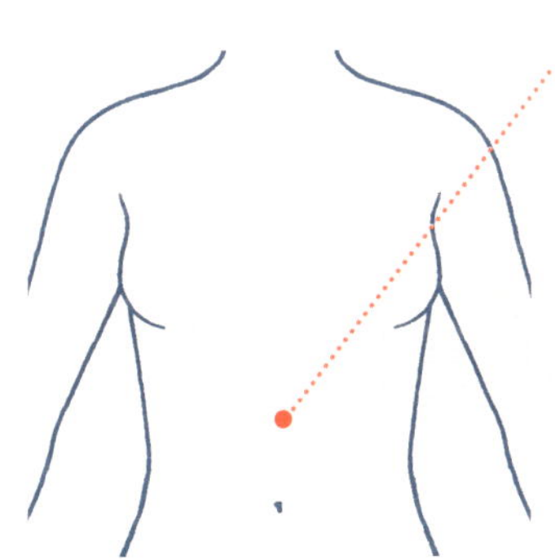

쇠뜨기의 경이적인 힘으로 골다공증을 예방한다

쇠뜨기에는 시금치의 약 150배나 되는 칼슘이 들어 있다. 그 밖에도 철분, 마그네슘, 아연 등 현대인에게 부족하기 쉬운 미네랄이 풍부하게 들어 있어 영양가가 매우 높은 식품이다.

쇠뜨기는 봄부터 여름 사이에 채취하여 분말로 만들어두면 편리하게 이용할 수 있다. 막 채취한 쇠뜨기를 바로 쪄서 햇볕에 말린 다음 가루로 빻아 유리병에 보관해둔다. 요리할 때 적당량을 넣어주면 손쉽게 영양도 섭취하고 골다공증 예방에도 좋다.

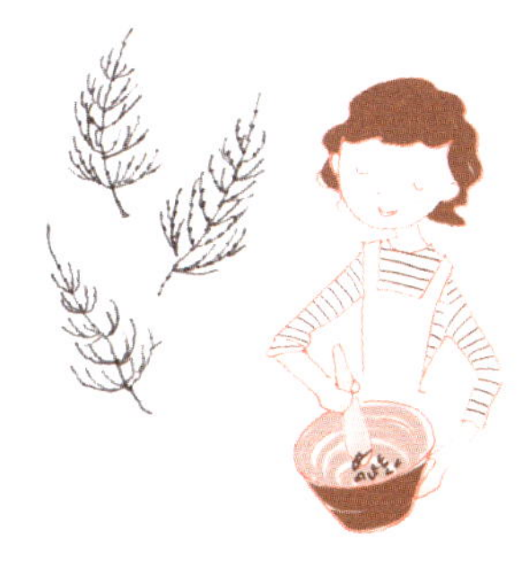

급성 요통증

물건을 들어올릴 때는 무릎을 구부려야 한다

"누구나 일생에 한 번은 경험한다"는 말이 있을 정도로 요통은 많은 사람들이 겪는 흔한 증상이다. 인간이 직립보행을 한 이래 허리는 상반신의 무게를 지탱해야 하는 곳이 되었다. 현대에 들어서는 자동차 운전이나 책상 앞 컴퓨터 작업이 많아지면서 '똑바로 서서 걷는 시간이 적어진 것'도 요통의 원인으로 생각할 수 있다.

요통에도 요부 척추관 협착증, 추간판 헤르니아, 변형성 요통증 등 여러 종류가 있다. 그 중 가장 흔한 증상이 '급성 요통증', 즉 갑자기 물건을 들거나 허리를 틀 때 일어나는 급성 요통을 들 수 있다.

급성 요통은 무거운 짐을 들거나 허리를 비트는 것처럼 갑작스러운 동작을 할 때 허리 통증이 순간적으로 엄습하는 것이다. 중세 유럽에서는 아무리 몸이 건장한 남자라도 눈물이 날 정도의 통증을 동반한다고 해서 '마녀의 일격'이라 불리기도 했다.

바닥에 있는 물건을 들어올릴 때는 먼저 무릎을 구부려야 한다. 그러고 나서 구부린 허리를 펴고 몸 가까이 물건을 끌어당긴 다음 다리를 펴고 물건을 들어올리는 게 좋다. 이런 자세가 물건을 들어올릴 때 허리의 부담을 줄

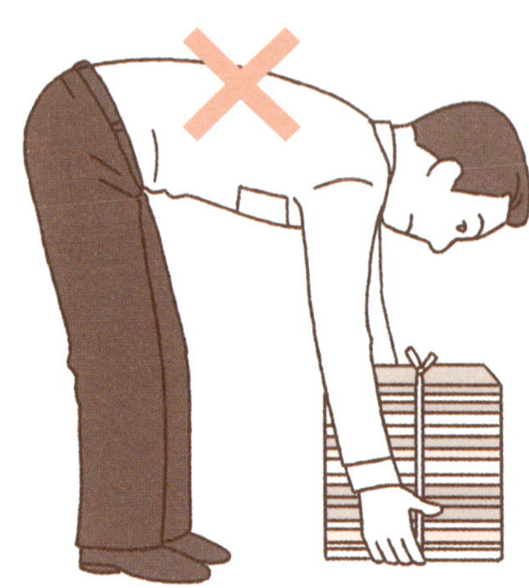

다리를 펴고 들어올리면 물건과 몸의 중심의 거리가 멀어지기 때문에 허리에 부담을 준다.

일 수 있다.

　요통은 일상생활에서 올바른 자세를 유지하는 것만으로도 예방할 수 있다. 서 있을 때는 턱을 당기고, 등을 쭉 펴고 하복부에 힘을 넣는다. 걸을 때는 이 상태를 유지한 채 다리를 내딛기만 하면 된다. 무릎을 펴고 발뒤꿈치부터 땅에 닿도록 하자. 앉을 때는 허리와 무릎의 각도를 90도로 유지한다. 다리의 뒤쪽 전체가 바닥에 붙을 수 있는 높이의 의자에 앉는 습관을 들여 허리에 부담을 주지 않도록 한다.

CHAPTER 2

상쾌한 하루를 여는
지압 & 스트레칭 – 증상편

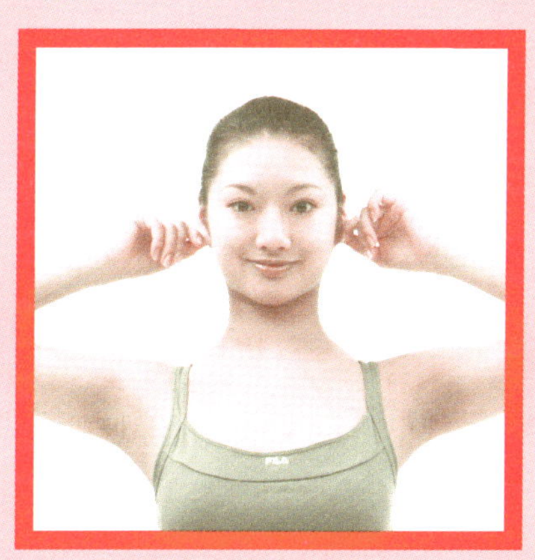

두통

두통에 바로 듣는 즐거운 스트레칭

스트레칭

몇 분만 시간을 내면 할 수 있는 간단한 운동이다. 두통의 원인이 되는
어깨나 목 결림을 풀고 근육의 긴장을 완화하자.

두통 해소를 돕는 등 근육 펴주기

❶ 의자에 앉아 어깨를 앞쪽으로 내밀어 상체
를 밑으로 내린다.

❷ 상체를 원래대로 되돌리고 의자 등에 몸을
맡겨 등 근육을 편다.

1~2를
5~10회

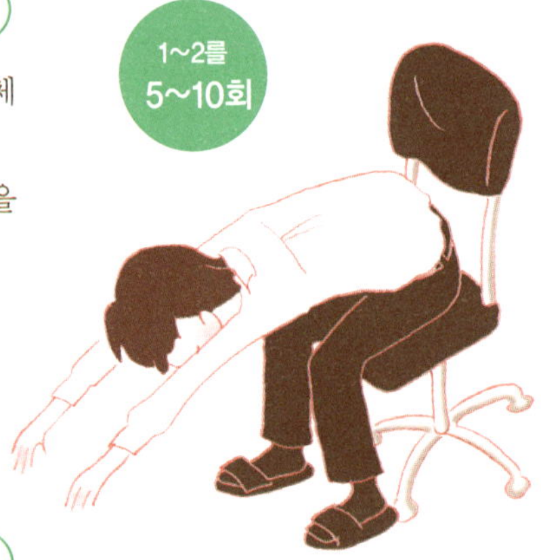

혈액 순환을 촉진하는 마사지

각
10회 정도

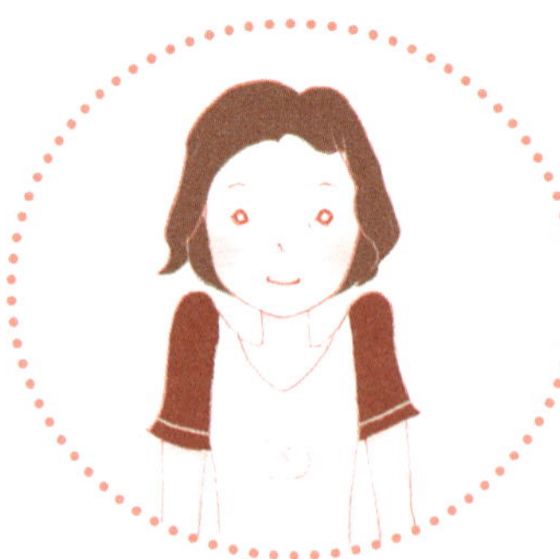

어깨를 들었다 내렸다 한다.

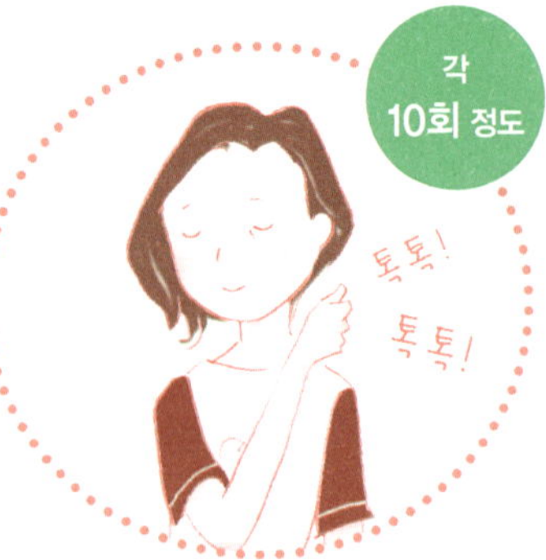

목 근육을 주먹으로 두드린다.

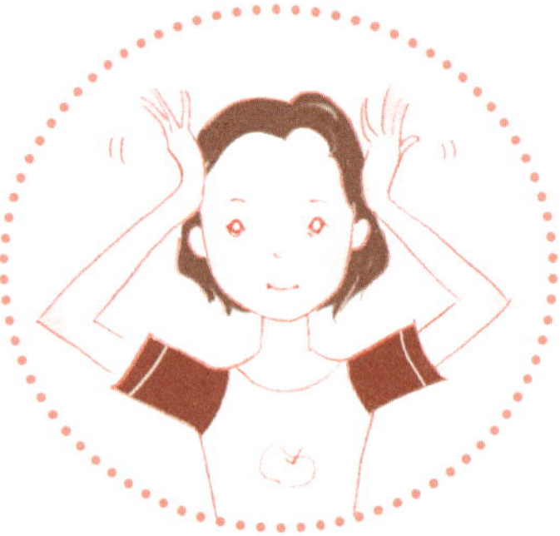

손바닥을 사용하여 전두부, 측두부,
후두부를 적당히 마사지한다.

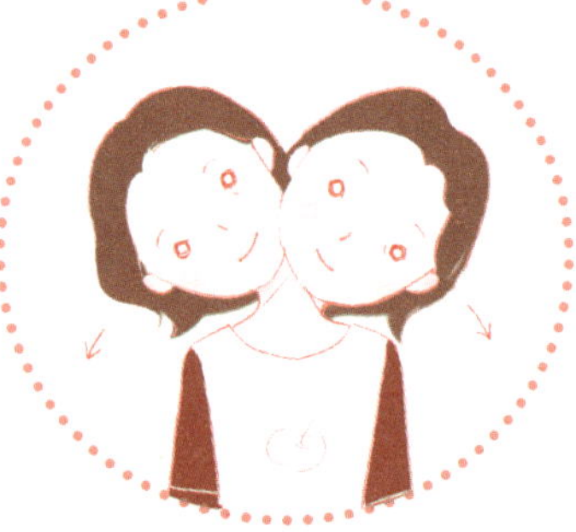

목을 좌우전후로 쓰러뜨린다.

지끈지끈한 두통을 해소하는 지압

두통의 원인은 매우 다양하기 때문에 여러 가지 경혈을 시도해볼 것을 권한다.
아픈 부위에 따라 경혈의 효과도 다르다.

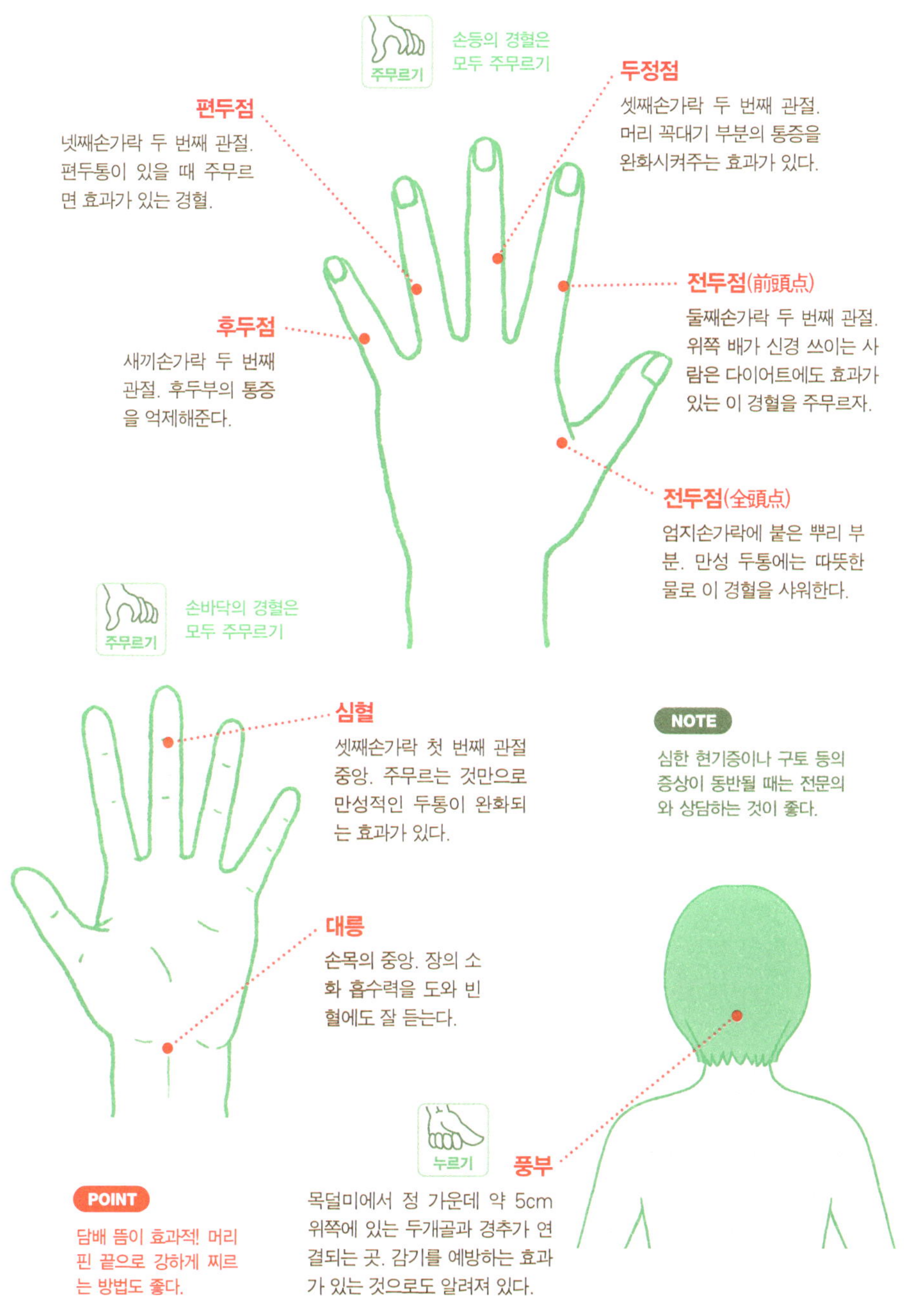

편두점

넷째손가락 두 번째 관절. 편두통이 있을 때 주무르면 효과가 있는 경혈.

후두점

새끼손가락 두 번째 관절. 후두부의 통증을 억제해준다.

두정점

셋째손가락 두 번째 관절. 머리 꼭대기 부분의 통증을 완화시켜주는 효과가 있다.

전두점(前頭点)

둘째손가락 두 번째 관절. 위쪽 배가 신경 쓰이는 사람은 다이어트에도 효과가 있는 이 경혈을 주무르자.

전두점(全頭点)

엄지손가락에 붙은 뿌리 부분. 만성 두통에는 따뜻한 물로 이 경혈을 샤워한다.

심혈

셋째손가락 첫 번째 관절 중앙. 주무르는 것만으로 만성적인 두통이 완화되는 효과가 있다.

대릉

손목의 중앙. 장의 소화 흡수력을 도와 빈혈에도 잘 듣는다.

풍부

목덜미에서 정 가운데 약 5cm 위쪽에 있는 두개골과 경추가 연결되는 곳. 감기를 예방하는 효과가 있는 것으로도 알려져 있다.

NOTE

심한 현기증이나 구토 등의 증상이 동반될 때는 전문의와 상담하는 것이 좋다.

POINT

담배 뜸이 효과적! 머리 핀 끝으로 강하게 찌르는 방법도 좋다.

잠이 잘 오게 하는 취침 전 스트레칭

매일 밤 기분 좋게 잠들 수 없다거나 아침에 일어나는 게 늘 고역이라면
잠자리에 들기 전 스트레칭을 해보자.

불면증

편안한 수면을 위한 쾌면 스트레칭

❶ 바로 누워 양손을 머리 위에 올려놓는다. 양 무릎
을 세운 후 왼쪽 다리를 두 번 꼬아준다.

❷ 1번 자세를 유지한 채 하반신을 오른쪽으로 쓰러
뜨린다. 이때 머리는 움직이지 말고 상반신의 힘
을 빼고 편안하게 한다.

❸ 1번 자세로 돌아와 꼰 다리를 한 번
푼다. 다음은 하반신만 왼쪽으로 쓰
러뜨린다.

불면증을 해소하는 지압

발바닥을 두드려 통증을 느끼면 스트레스가 쌓여 있다는 증거다. 숙면을 꾀하는 경혈을 자극하여 잠을 푹 자고 상쾌한 기분으로 새로운 아침을 맞이하자.

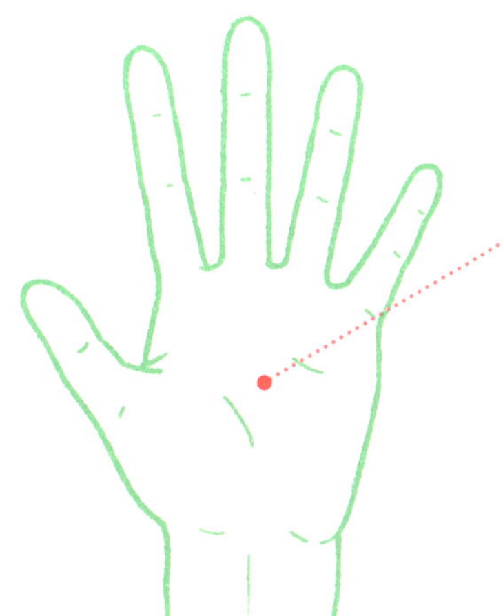

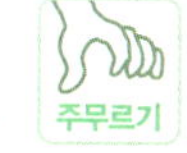

심포구

손바닥 중앙에 있는 심포구를 누르고 주무른다.

좌우 각각
100회씩

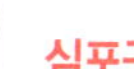

심포구

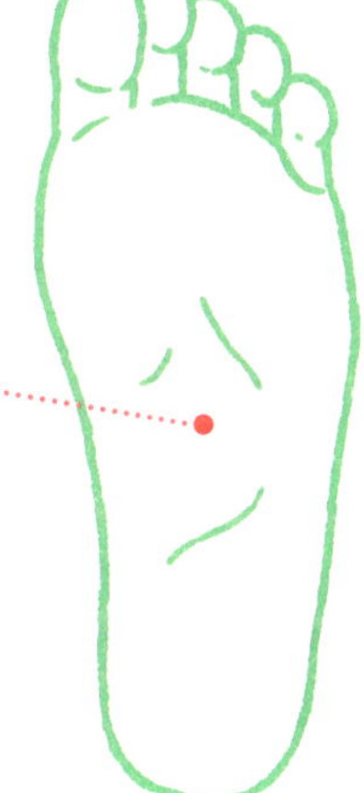

발바닥의 들어간 부분에 있는 심포구 주변과 발꿈치에 있는 실면 경혈을 주먹이나 망치로 강하게 두드린다. 붉은 기가 돌고 따뜻해질 때까지 시도해보자.

왜 편안히 잠들 수 없는 것일까?

업무, 집안 일, 인간관계 등으로 스트레스가 쌓이면 몸은 피곤한데도 좀처럼 잠이 오지 않는다.

불면증의 원인은 아마도 당신의 마음속에 있을지도 모른다. 극도로 자신을 몰아붙이거나 모든 것을 너무 비관적으로 생각하고 있지는 않은가.

의사나 카운슬러와 상담해보는 것도 좋지만 먼저 자신이 할 수 있는 것부터 시도해보자. 피로나 스트레스로 긴장되어 있는 근육을 적당히 풀어주는 운동을 하거나, 뇌세포가 받는 자극을 가능한 한 적게 하기 위해 빛이나 소리를 차단하는 것도 중요하다. 수면제나 신경안정제에 의지하는 것은 그 후에 시도해도 늦지 않다.

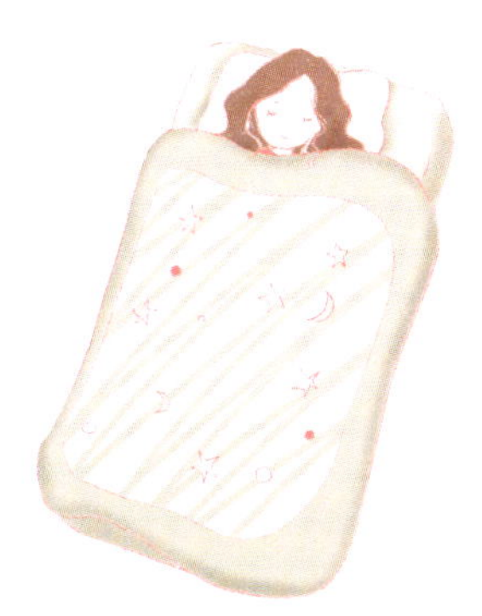

현기증 · 어지럼증

집에서 아침저녁으로 할 수 있는 운동

나쁜 자세는 현기증을 일으키는 원인이 되기도 한다. 비뚤어진 등뼈를 교정하고
만성적인 통증도 가뿐히 해소하자!

상쾌한 하루를 여는 합장 자세

❶ 합장한 손의 손끝을 천장으로 향하게 한다. 그런
   다음 양쪽 발바닥을 딱 붙여 무릎을 구부린다.

❷ 손바닥과 발바닥을 붙인 채 가능한 한 쭉
   늘이거나 오므리거나 한다.

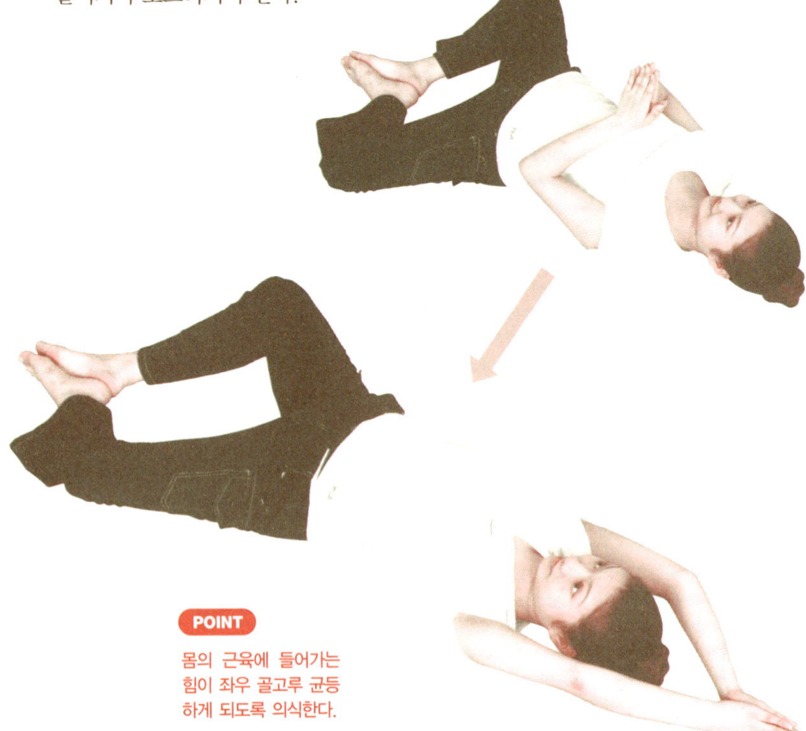

POINT

몸의 근육에 들어가는
힘이 좌우 골고루 균등
하게 되도록 의식한다.

● 왜 어질어질하지?

현기증의 원인은 부정맥 등의 순환기 계통의 장애 외에 당뇨
나 메니에르, 정신적인 스트레스에 의한 자율신경계 이상 등
을 들 수 있다. 밤늦게까지 잠을 자지 않는 습관을 고치고, 폭
음 · 폭식을 피하는 등 평상시에 규칙적이고 바른 생활을 하
는 것이 중요하다. 또한 뇌경색 등의 뇌혈관 장애나 심근경색
등으로 연결되는 경우도 있기 때문에 정기적으로 건강진단을
받을 것을 권한다.

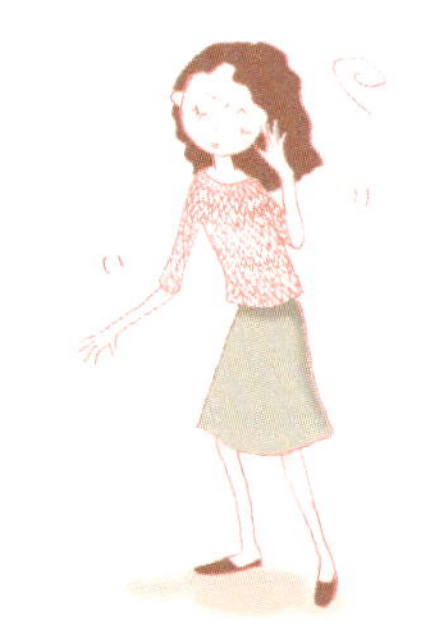

현기증이나 어지럼증에 잘 듣는 지압

방이 빙글빙글 도는 것 같은 상태나 몸이 공중에 떠 있는 듯한 증상에는 엄지발가락과 넷째손가락에 있는 경혈이 효과적이다. 엄지손가락으로 누르고 주물러보자.

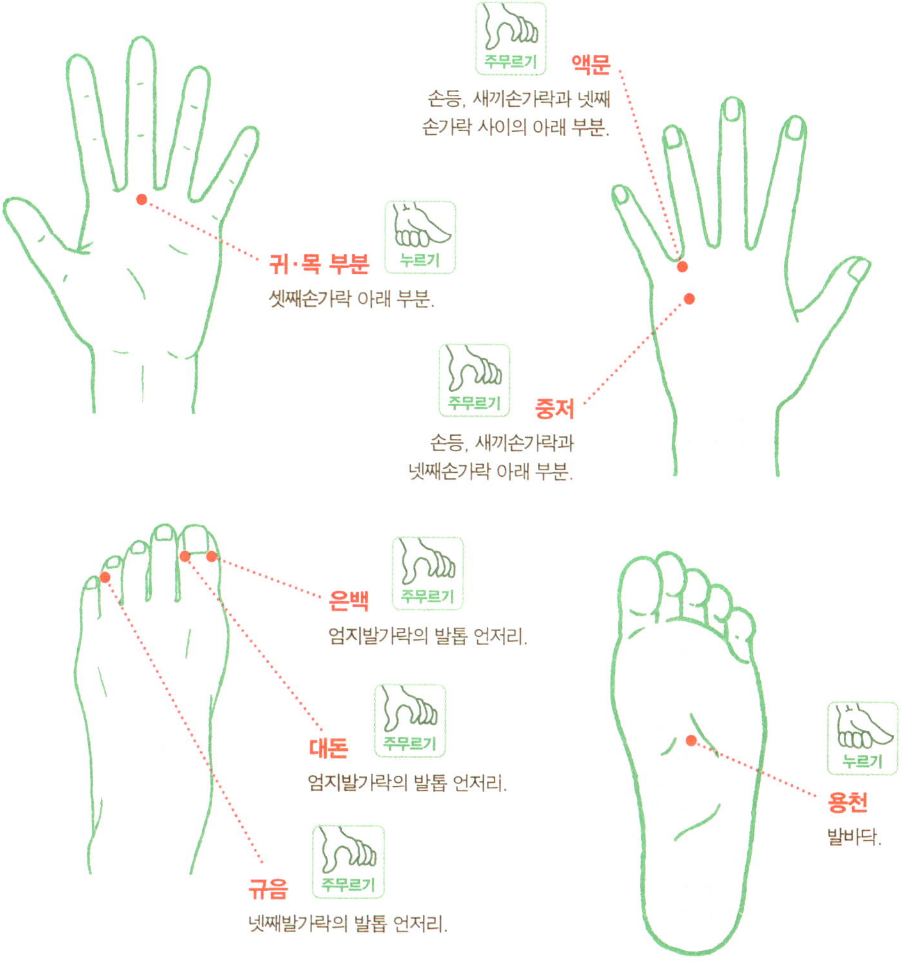
주무르기
액문
손등, 새끼손가락과 넷째 손가락 사이의 아래 부분.
귀·목 부분
누르기
셋째손가락 아래 부분.
주무르기
중저
손등, 새끼손가락과 넷째손가락 아래 부분.
은백
주무르기
엄지발가락의 발톱 언저리.
대돈
주무르기
엄지발가락의 발톱 언저리.
규음
주무르기
넷째발가락의 발톱 언저리.
누르기
용천
발바닥.

POINT 이들 경혈에 담배 뜸을 하는 것도 효과적이다.

NOTE 약 복용으로 혈압이 너무 떨어져 현기증이 일어나는 경우도 있다. 강압제를 복용하고 있는 사람은 정기적으로 의사에게 진단을 받을 필요가 있다.

COLUMN

발병하기 쉬운 연령과 체질

질환에 따라 어느 정도 개인차는 있지만, 40~60대가 가장 많고, 여성은 갱년기 장애로 발병하는 경우가 많다. 초봄이나 초가을 등 환절기 때도 빈번히 나타난다는 보고가 있다.
특히 저혈압이나 고혈압 환자는 현기증을 일으키기 쉽다고 하니 평소 혈압을 체크해둘 필요가 있다.

눈 근육의 탄력을 유지하는 트레이닝

조절 능력이 쇠퇴한 눈 근육의 탄력성을 유지하고 노안의 진행을 늦추기 위해
습관적으로 눈 트레이닝을 해보자.

운동

눈의 피로 · 시력 감퇴

나이가 들수록 시력이 감퇴하는 것은 어쩔 수 없다 하더라도 평소 관심을 기울여 노안의 진행을 늦추자

눈의 피로를 덜어주는 원근 트레이닝

이 동작을
4~5분

눈에서 30cm 정도의 위치에서 엄지손톱을 자신
쪽으로 향하게 고정한다. 엄지손톱을
가만히 보고 초점을 맞춘 다음, 이
번에는 멀리 있는 목표물을 본다.
이 동작을 몇 차례 반복한다.

CHECK
가만히 응시하고 완전히 초점
을 맞춘 후 다음 사물을 본다.

노안을 예방하는 안구 운동

각각의 동작을
유지한 채
8까지 센다.

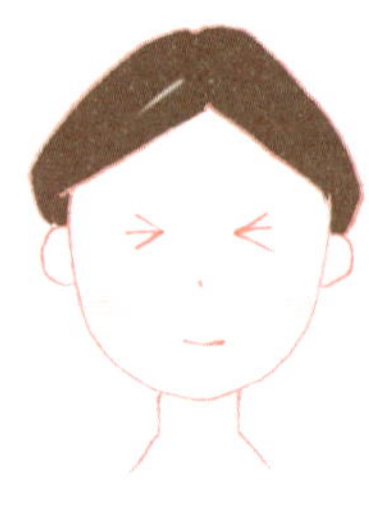
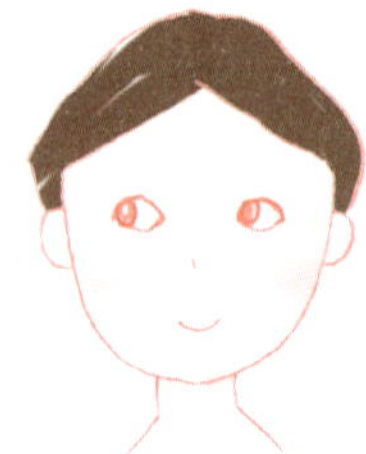
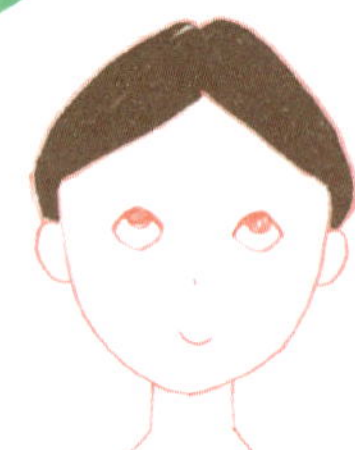

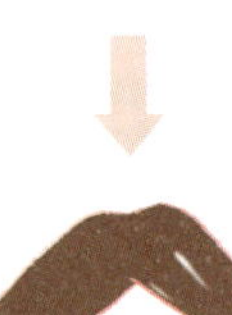
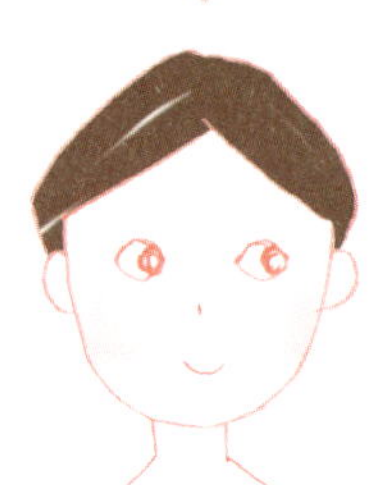

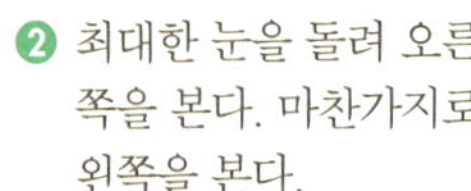

❶ 눈을 꽉 감았다가
크게 뜬다.

❷ 최대한 눈을 돌려 오른
쪽을 본다. 마찬가지로
왼쪽을 본다.

❸ 최대한 위를 본다. 마찬
가지로 아래를 본다.

혈액의 흐름을 개선하는 지압

눈의 피로를 회복시킬 뿐 아니라 눈과 주변의 혈액 흐름을 좋게 하여 긴장을 풀어준다.

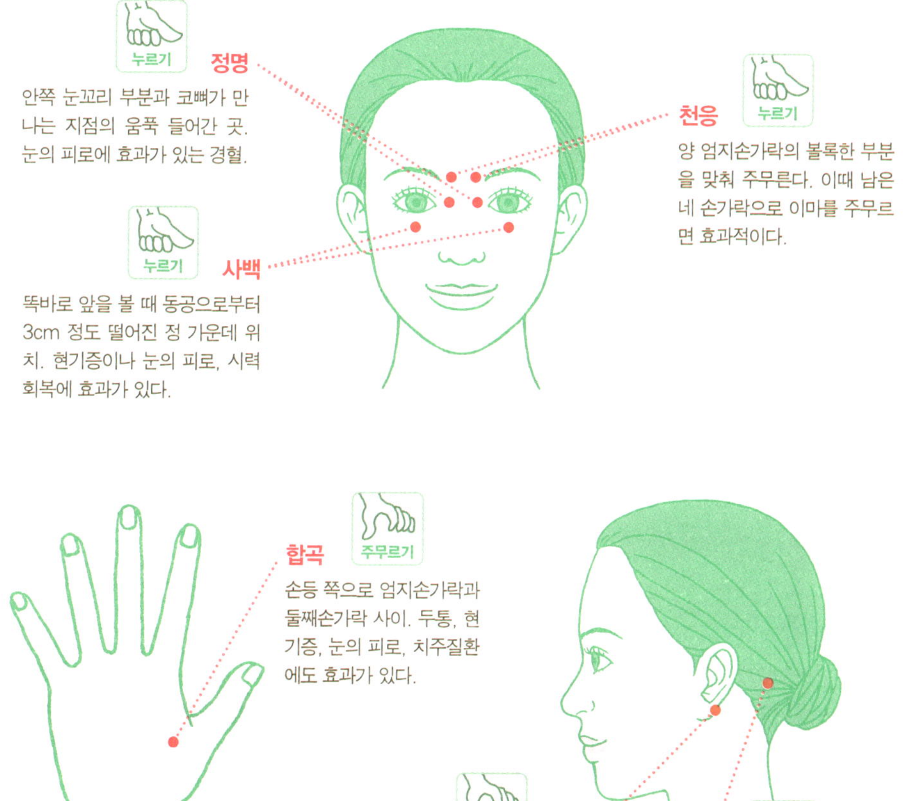

정명

안쪽 눈꼬리 부분과 코뼈가 만나는 지점의 움푹 들어간 곳. 눈의 피로에 효과가 있는 경혈.

사백

똑바로 앞을 볼 때 동공으로부터 3cm 정도 떨어진 정 가운데 위치. 현기증이나 눈의 피로, 시력 회복에 효과가 있다.

천응

양 엄지손가락의 볼록한 부분을 맞춰 주무른다. 이때 남은 네 손가락으로 이마를 주무르면 효과적이다.

합곡

손등 쪽으로 엄지손가락과 둘째손가락 사이. 두통, 현기증, 눈의 피로, 치주질환에도 효과가 있다.

예풍

귓불 뒤에 있는 두개골 바로 옆의 들어간 부위. 고혈압, 권태감, 두통, 현기증, 이명 등에 잘 듣는다.

풍지

목 뒤 중앙의 들어간 곳에서 좌우 4cm 주변. 전신의 다양한 증상에 효과가 있다.

시력 회복, 눈의 피로에는 푸른 색소가 좋다

"블루베리가 눈에 좋다"고들 하는데, 그 이유는 무엇일까?

수정체는 통과한 빛을 연결하는 망막이 눈 안쪽에 있고, 거기에는 로드푸신이라는 단백질이 있다. 이 로드푸신이 빛의 자극을 받으면 그것을 시신경에 전달하여 '보이는' 상태가 된다.

로드푸신은 분해와 재생을 반복하는데 눈의 피로가 심하거나 노화에 따라 이런 재생 능력도 점점 쇠퇴한다.

그런데 블루베리에 함유된 안토시아닌이라는 색소가 로드푸신의 재생을 돕는 기능이 있고, 시력 회복이나 눈의 피로 등에도 효과가 있다고 한다.

귀 울림을 예방하는 운동

머리에 울려 퍼지는 불쾌한 귀 울림은 스트레스 등의 원인으로 나타나는 경우가 많다.
이런 증상을 해소하는 간단한 운동을 실시해보자.

귀 울림 · 머리 들림

청각 전도로의 이상으로 생기는 이명
간단한 운동으로 어느 정도 증상을 없앨 수 있다

귀 울림을 예방하는 귀 잡아당기기

둘째손가락과 엄지손가락으로 귓불을 잡고 옆
으로 잡아당긴다. 귀 울림이 조금 가벼워지
고 기분도 안정되어 머리를 짓누
르는 불쾌감을 덜 수 있다.

이 동작을
1~2분

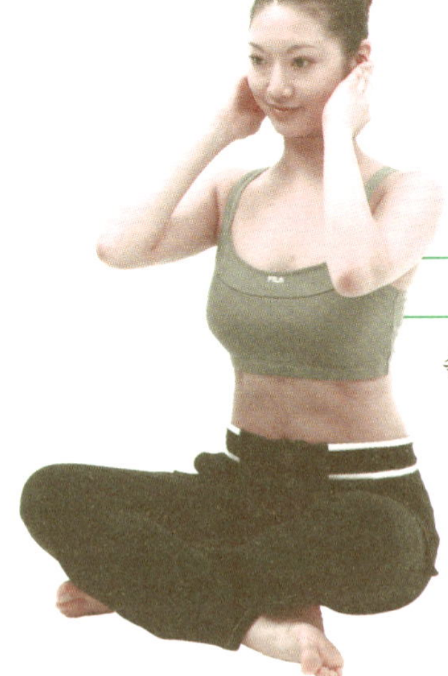

스트레스를 풀어주는 귀 마사지

손바닥으로 귀를 문지르거나 귀를 접거나 하는
마사지. 머리가 상쾌해질 뿐 아니라 귀 울림을
예방하는 효과가 있다.

1일 2회
20분

담배 뜸

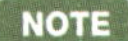

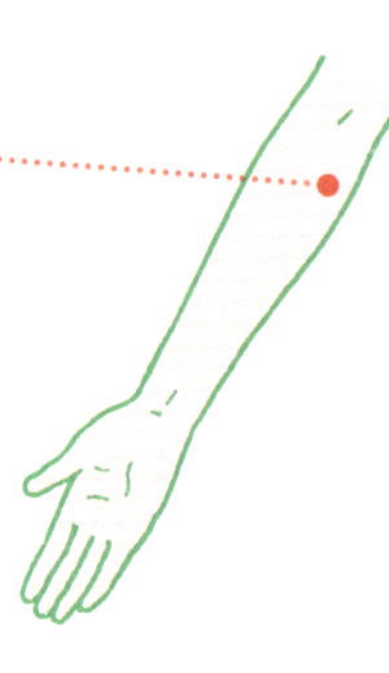

노화와 더불어 나타나는 귀 울림
에는 팔꿈치 관절 안쪽, 맥을 짚는
위치 부근에 있는 상척택 경혈에
담배 뜸을 해주면 효과가 있다.

NOTE

화상을 입지 않도록 주의하자.

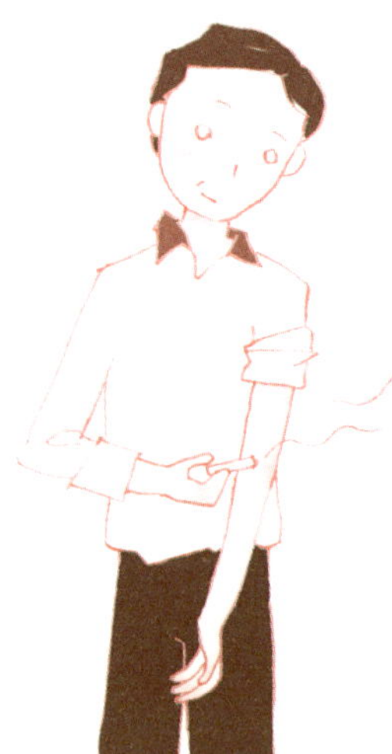

귀 울림 증상을 개선하는 특효의 지압

귀 근처뿐만 아니라 손이나 발에도 있는 귀 울림에 잘 듣는 경혈을 눌러 귀 울림을 예방하자.

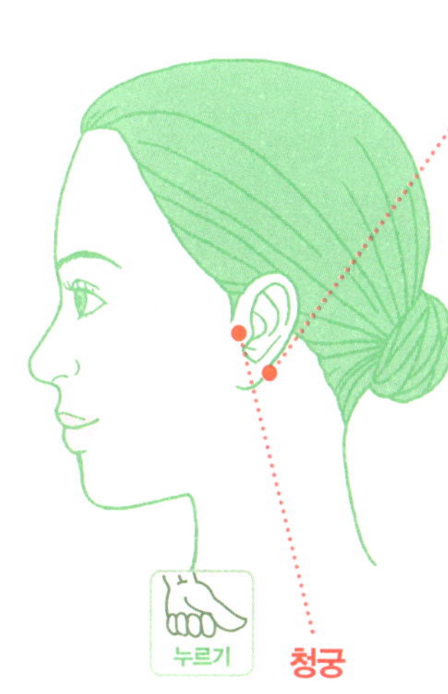

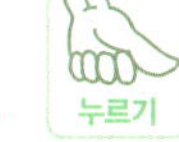

예풍

귓불 뒤에 있는 두개골 바로 옆의 들어간 부위. 귀 울림 외에 머리가 무거운 느낌이 들 때도 효과가 있다.

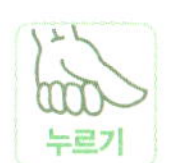

청궁

귓구멍 앞 입구 쪽으로 들어가는 부분에 있다. 특히 귀 울림에 효과가 있는 경혈.

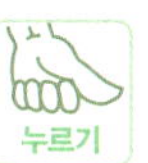

중저

손등의 넷째손가락과 새끼손가락의 뼈 분기점에서 넷째손가락 쪽에 가까운 곳. 편두통에도 효과적이다.

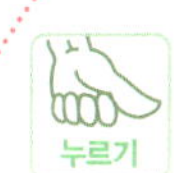

외관

귀로 연결되는 '기'의 흐름을 원활하게 하는 경혈. 중저와 함께 귀 울림 증상이 있을 때 눌러주면 좋다.

태계

고령자에게 많이 나타나는 저음의 귀 울림에는 다리의 안쪽 복사뼈와 아킬레스건 사이에 있는 이 경혈을 자극해주면 좋다.

귀 주변 근육을 단련하는 껌 씹기 요법

나이가 들면서 또는 체질에 따라 난청이나 귀 울림이 일어나는 사람은 귀 주변의 근육이 쇠퇴하고 고막에 가해진 압력의 영향을 받기 쉽다. 즉 비행기를 탔을 때나 높은 산에 올라갔을 때 느껴지는 고막의 변화가 일상적으로 일어나기 쉬운 상태가 된다는 뜻이다.

그런 증상이 있는 사람에게 권하고 싶은 것이 '껌 씹기 요법'이다. 껌을 씹을 때 타액을 넘기는 움직임에 따라 고막의 수축과 팽창을 정상화할 수 있다.

뿐만 아니라 씹는 행위가 귀 주변의 근육을 자극해 난청이나 귀 울림을 개선할 수 있다.

목·어깨 결림을 해소하는 스트레칭

언제 어느 때라도 손쉽게 할 수 있는 스트레칭으로 어깨나 목의 결림을 풀어주어 스트레스를 날려 보내자.

목 · 어깨 결림

오래 앉아서 일하는 사람에게 흔히 나타나는 증상이므로 가끔 몸을 움직여 근육을 풀어주어야 한다

목 결림을 풀어주는 스트레칭

❶ 편안한 자세를 취하고 책상다리로 앉는다. 어깨의 힘을 빼고 머리를 누르면서 옆으로 기울여 목 옆쪽을 늘여준다.

❷ 반대쪽도 늘여준다. 손을 사용하지 말고 머리의 무게를 이용하여 앞뒤로 움직이는 동작도 좋다.

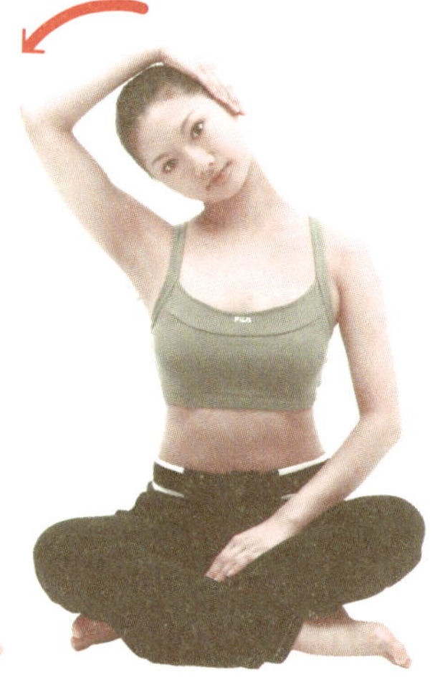

CHECK
목을 구부릴 때 어깨가 올라가지 않도록 한다.

어깨 결림을 풀어주는 스트레칭

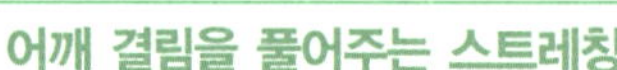

❶ 머리 위로 양손을 깍지 끼고, 손바닥을 위쪽으로 올려 양팔을 힘껏 늘여준다.

❷ 왼팔을 머리 뒤로 굽혀 척추를 따라 내려가게 한다. 오른손은 왼쪽 팔꿈치를 지그시 누르면서 오른쪽으로 당겨준다. 반대편도 똑같이 실시한다.

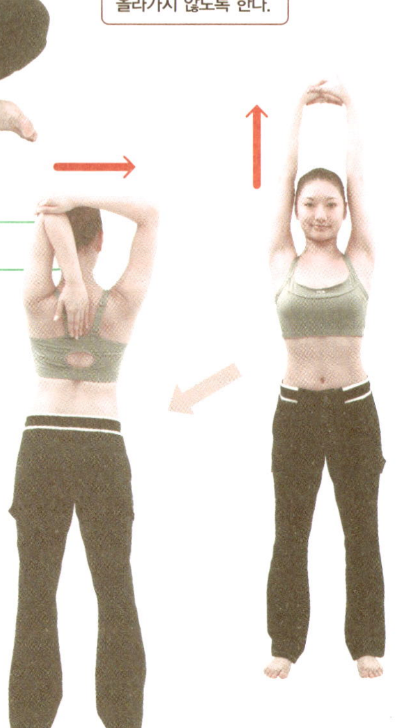

CHECK
팔뿐만 아니라 어깨, 가슴도 의식적으로 펴주도록 한다.

뻐근한 어깨 결림을 해소하는 지압

귀나 목에 있는 경혈은 자신이 누를 수 있지만 직접적으로 효과가 있는 어깨의 경혈은
다른 사람이 눌러주는 게 좋다.

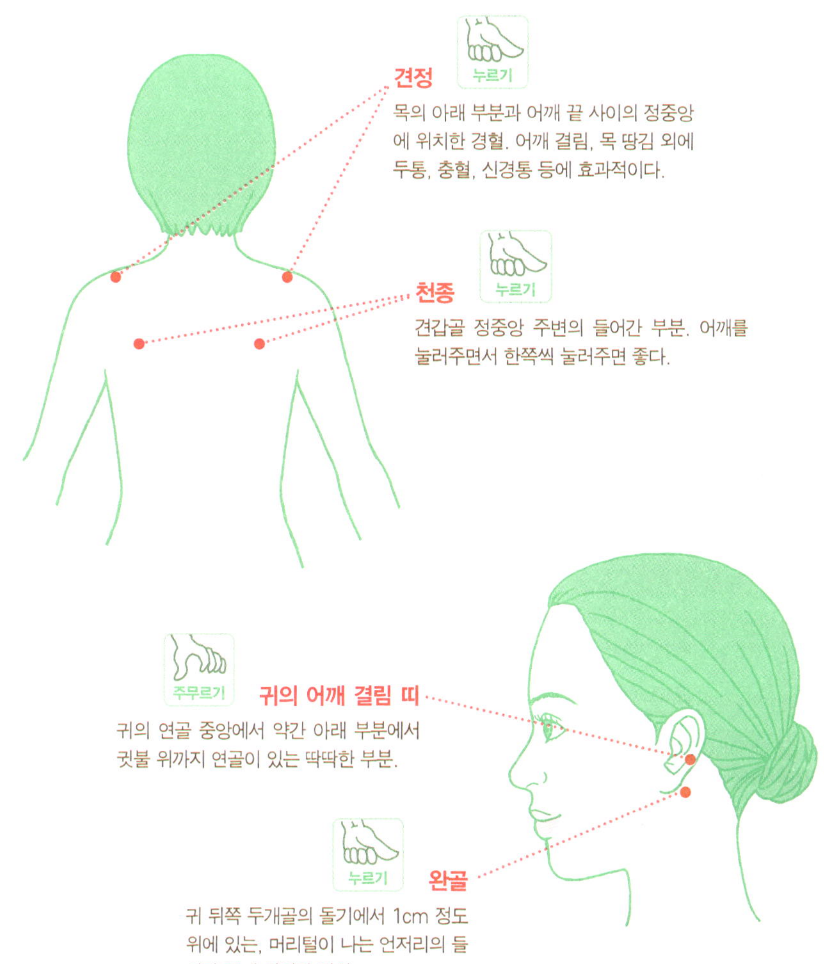

어깨 결림 해소의 비결은 '목욕'

결림이나 통증의 원인은 대부분 근육의 경직과 나쁜 자세에 있다. 스트레칭이나 마사지를 하는 것만으로 뭉친 근육
이 풀리고 혈액의 흐름이 좋아져 어깨 결림이나 통증이 완화된다. 그 밖에도 입욕으로 몸이 따뜻해지면 혈류가 좋
아지기 때문에 피로 물질이 없어져 몸이 산뜻하고 가벼워진다.

시간이 없어 매일 샤워만으로 끝내기 쉬운데 이런 습관이야말로 악순환의 연속이다. 심신을 풀어주기 위해 여유로
운 마음으로 욕조에 몸을 담가보자. 정신적인 스트레스에서 어느 정도 해방될 수 있다. 마음의 휴식을 찾아주는 목
욕을 통해 일상에서 여유를 갖도록 하자.

감기 초기 증상에 좋은 지압

경혈을 의식하는 일상생활 속의 작은 주의가 감기 예방으로 연결된다.

감기 초기 증상을 잡는 수건 문지르기

감기의 초기 증상에는 등의 라인 위에 있는 대추라
는 경혈을 따뜻하게 해주면 좋다. 목에 마른 수건
을 걸쳐 쓱쓱 문질러주는 것만으로도
효과가 있다.

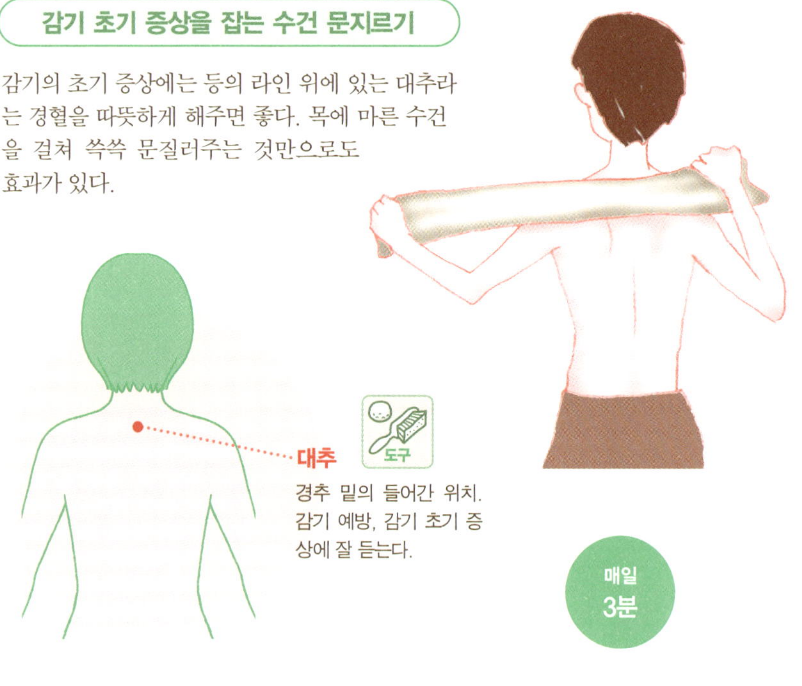

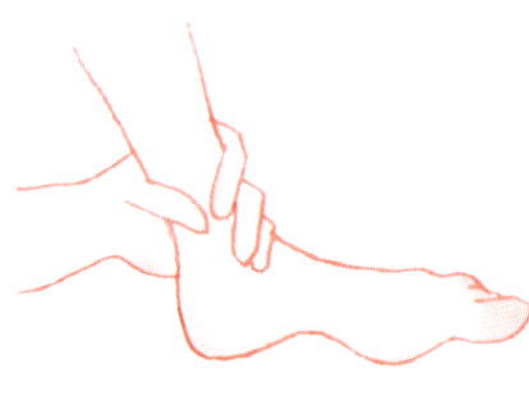

대추

경추 밑의 들어간 위치.
감기 예방, 감기 초기 증
상에 잘 듣는다.

목의 불쾌감을 풀어주는 지압

병원에 가면 별다른 증상이 없다고 하는데 왠지 불
쾌한 기분이 들 때는 발바닥의 장심(움푹한 곳) 안
쪽에 있는 연곡을 눌려주면 좋다. 지압을 한 후에
발목을 돌려주면 더 효과적이다.

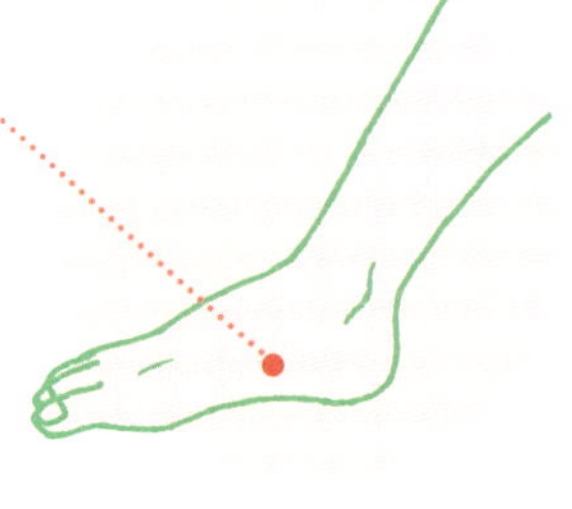

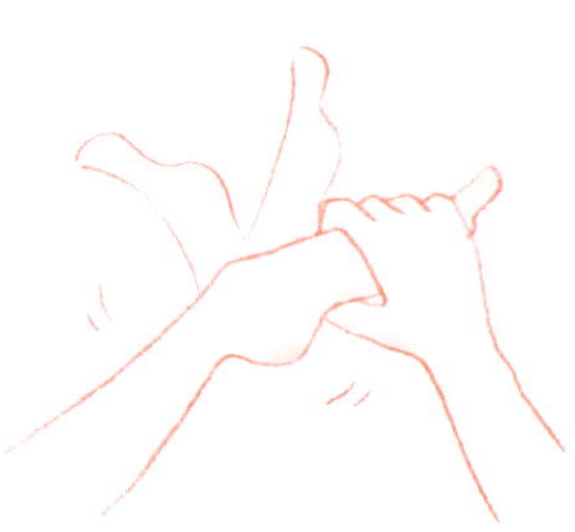

연곡

안쪽 복사뼈 아래 돌출
된 뼈 밑에 들어간 부분.
강하게 눌러주면 통증을
느낄 수 있다.

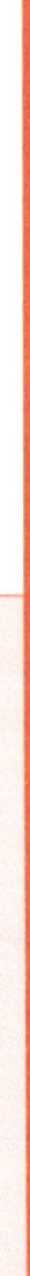

기침이나 콧물감기를 낫게 하는 지압

감기에서 병으로 발전하는 경우에는 효과가 없지만 기침이나 콧물 등의 증상을 감소시킬 수 있다.

기침을 완화시키는 지압

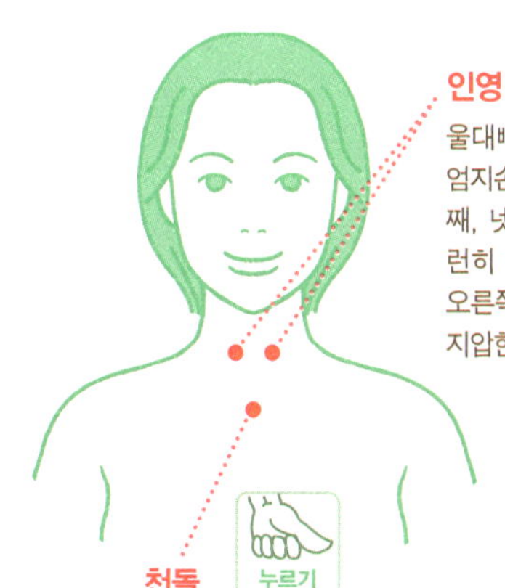

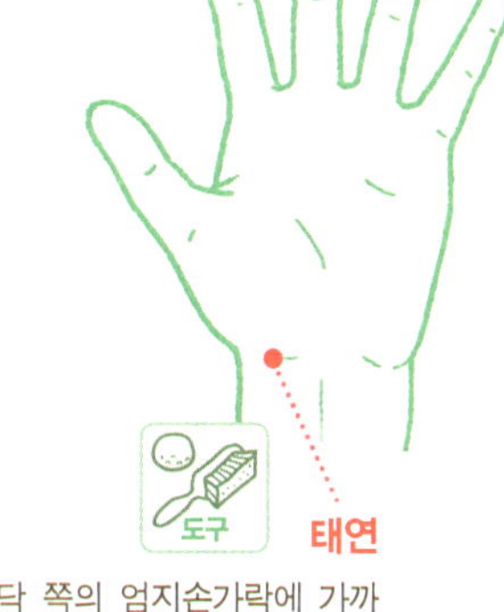

인영

울대뼈 좌우에 있는 경혈. 엄지손가락이 아닌 둘째, 셋째, 넷째손가락 3개를 가지런히 하여 왼쪽은 오른손, 오른쪽은 왼손으로 가볍게 지압한다.

천돌

목 끝 부분에 있는 목구멍의 들어간 부분에 위치. 둘째손가락으로 아래 방향으로 눌러준다. 호흡기의 활동을 좋게 해주는 역할을 하며, 특히 천식이나 기침을 멈추는 데 효과가 있다.

태연

손바닥 쪽의 엄지손가락에 가까운 손목 부근에 있다. 맥을 짚을 때 손가락을 대는 위치. 엄지손가락으로 지압하는 경우는 약하게 한다. 담배 뜸이 효과적이다.

콧물을 멈추게 하는 지압

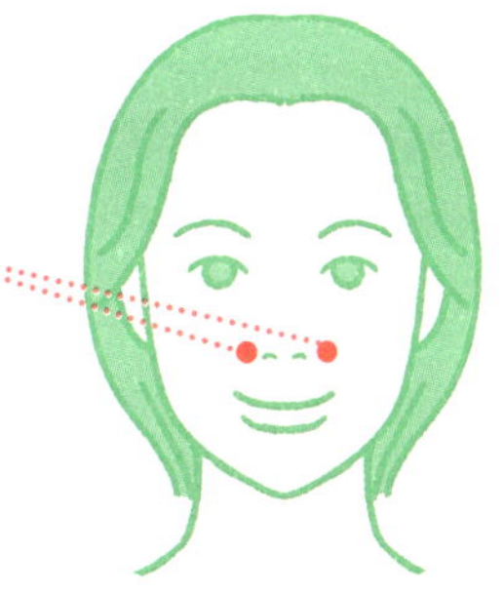

영향

콧방울의 돌출된 끝에 있는 경혈. 머리핀의 둥근 쪽으로 좌우 영향을 가볍게 누른다. 얼굴은 피부가 얇고 민감하기 때문에 부드럽게 자극하자.

발바닥을 밟아서 피로를 회복한다

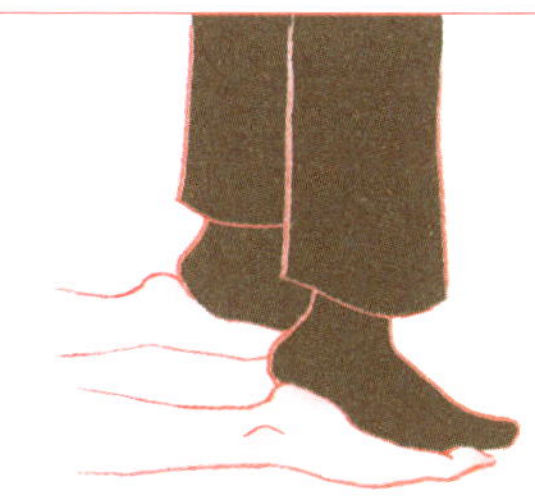

발의 경혈을 눌러 발 마사지를 해주는 곳이 많다. 그만큼 발바닥에는 용천을 비롯하여 많은 경혈이 모여 있다. 그 많은 경혈을 개별적으로 손가락으로 누르거나 두드리거나 하는 것보다도 발로 누르는 힘이 강하기 때문에 다른 사람에게 발을 밟아달라고 하는 쪽이 더 큰 효과를 기대할 수 있다.
발바닥 중앙에서 발끝까지 발바닥 전체를 밟아줌으로써 전신의 체력을 향상시키고 내장의 활동을 높일 수 있다.

갑작스러운 위통에 효과적인 지압

장소를 불문하고 갑자기 엄습해오는 위통은 가볍게 손발의 경혈을 자극하는
것이 효과적이다.

위통 — 식욕 부진·급체

위경련에 효과적인 지압

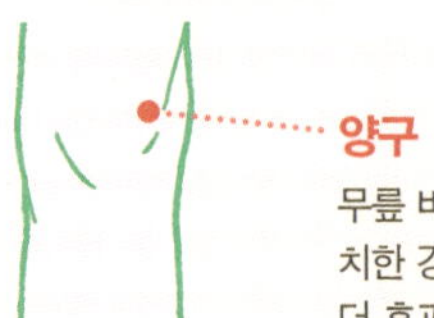

양구 · 누르기

무릎 바깥쪽에서 5cm 정도에 위
치한 경혈. 지압보다는 담배 뜸이
더 효과적이다. 위경련 같은 위통
을 덜어줄 수 있다.

POINT

의자에 걸터앉은 상태에
서 허벅지에 손을 올리면
양구를 자극하기 쉽다.

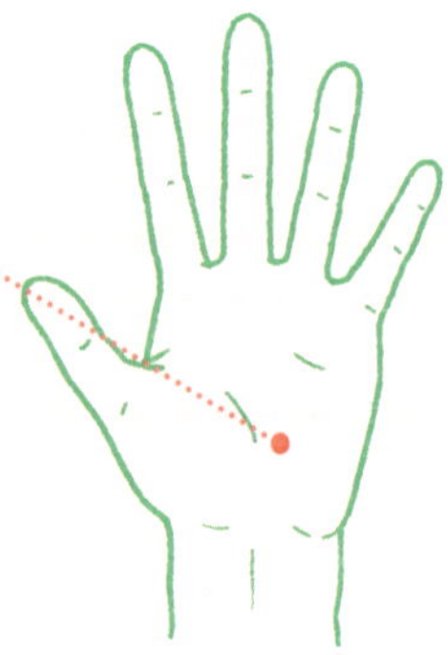

도구 · **위장점**

위통을 억제하는 대표적인 경혈이다. 손바닥 중앙에
서 약간 아래쪽에 있는 경혈로 머리핀 끝이나 볼펜
등의 뾰족한 것으로 강하게 눌러주는 것이 요령이다.

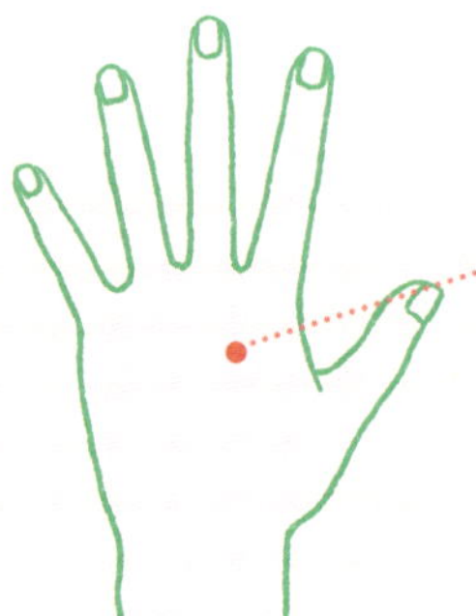

낙영오 · 누르기

손등의 둘째손가락과 셋째
손가락 사이에서 약 3cm
아래에 있는 경혈. 위통을
잠재우는 효과가 높다.

약해진 위의 원기를 회복시키려면 배를 따뜻하게 해
주는 것이 좋다. 드라이어로 배꼽 부위에 따뜻한 바람
을 쐬어주면 위의 상태도 원래대로 되돌릴 수 있다.

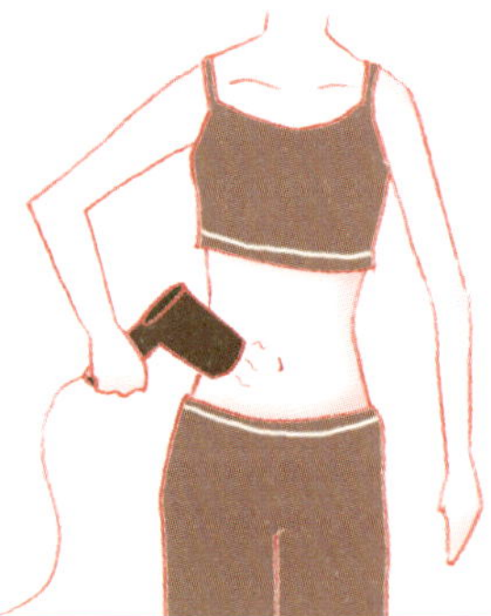

식욕 부진을 해소하는 지압

소화가 잘되지 않고 체하기 쉬운 사람이라면 식욕도 없어져 악순환이 이어진다.
지압을 통해 위의 원기를 회복해보자.

위의 원기를 회복해주는 지압

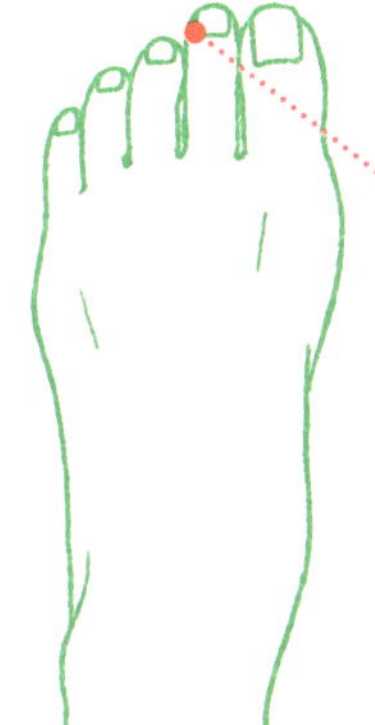

여태

둘째발가락 바깥쪽 발톱 언저리에서 2mm 정도 되는 곳. 위의 상태를 좋게 할 뿐 아니라 두통, 눈의 피로, 얼굴 부기 등에도 잘 듣는다. 담배 뜸이 효과적.

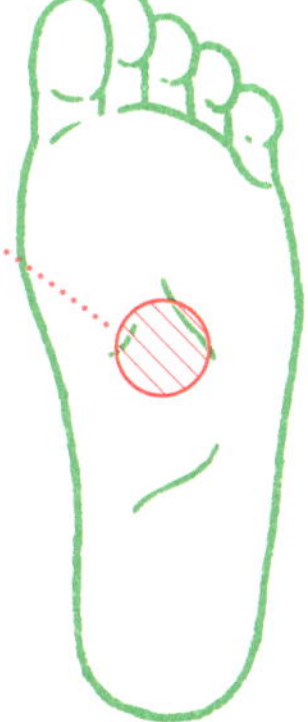

심포구

손바닥의 심포구와 마찬가지다. 손보다 더 강한 자극을 줄 필요가 있기 때문에 대나무 밟기나 다른 사람에게 발바닥을 밟아 달라고 하면 좋다.

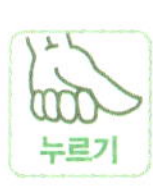

심포구

손바닥의 중앙. 심장과 함께 정신 기능도 관장한다. 엄지손가락으로 꾹꾹 누르고 주무르면 좋다. 정신적인 피로감에 아주 좋다.

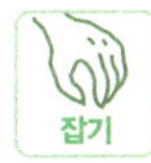

위·비장·대장구

식욕을 관장하는 경혈. 내장의 활동을 활성화시키는 효과도 있다. 손가락으로 강하게 잡거나 이쑤시개 등으로 자극을 주어도 좋다.

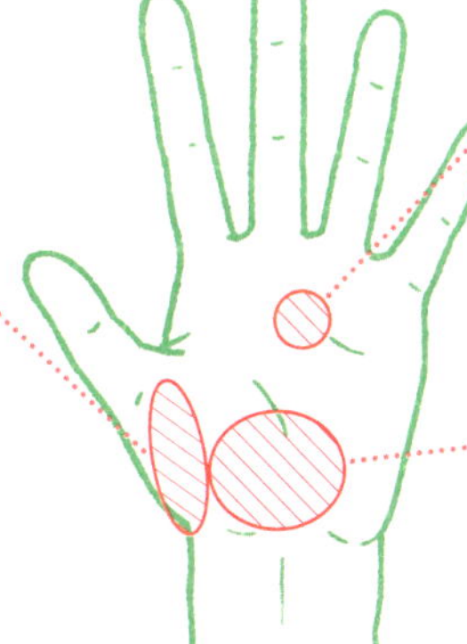

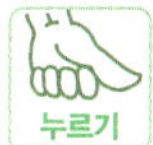

건리삼침구

손바닥 중앙에서 손목 쪽에 더 가까이 있는 경혈. 양손 모두 엄지손가락으로 강하게 누르고 주무른다. 식욕 부진 외에 과식에도 효과가 있다.

COLUMN

스트레스는 위의 천적?

심한 스트레스는 자율신경중추를 자극해 자율신경의 밸런스를 무너뜨린다. 그러면 자극적인 음식물을 섭취하지도 않았는데 위 점막의 혈액 양이 감소하고 담증을 일으키기 쉽다.

또한 스트레스는 급성 위염의 원인이 되기도 하고, 더 심각해지면 단 하루 만에 위에 구멍이 생기는 사태가 발생하기도 한다. 특히 일상적으로 스트레스에 시달리는 사람은 항상 위 점막이 헐어 있는 상태가 되어 만성 위염을 일으키기 쉽다.

위는 음식뿐만 아니라 자율신경과도 관련이 있기 때문에 충분한 수면을 취하고 규칙적인 생활을 하면서 그때그때 스트레스를 해소하는 것이 좋다.

요실금 · 빈뇨

골반을 단련하는 체조

매일 체조를 통해 골반저근이나 요도괄약근의 근력을 강화하여 요실금을 예방한다.

골반을 강화하는 골반저근 체조

❶ 질이나 항문의 근육을 10초 정도 쭉 끌어당겨 수축시킨 다음 확 완화시켜 수십 초 휴식을 취한다.

❷ '수축하고 완화시키는' 동작을 10회 반복한다. 10회를 1세트로 하여 매일 5세트 실행한다.

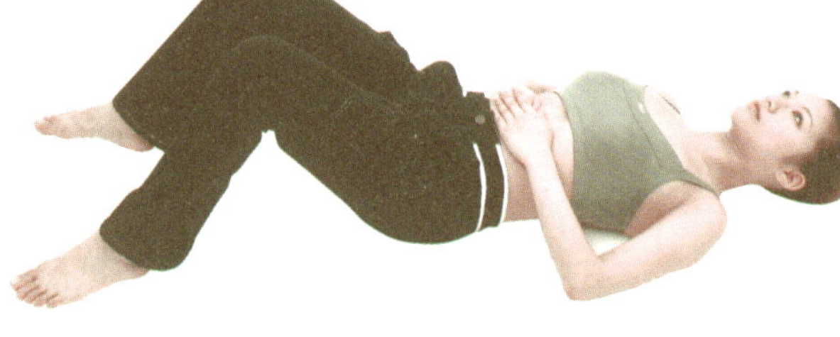

POINT
바로 누운 자세로 무릎을 세워 가볍게 벌린다.

10회 1세트 매일 5회

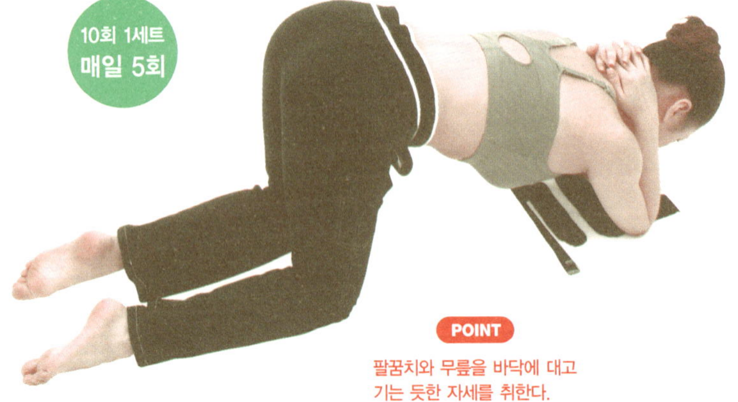

POINT
팔꿈치와 무릎을 바닥에 대고 기는 듯한 자세를 취한다.

요실금으로 인한 증상으로는 재채기를 하거나 운동을 할 때 배에 힘이 들어가 나타나는 복압성 요실금 등이 있다

● 골반저근이란?

방광이나 요도, 자궁 등을 해먹처럼 지탱하고 있는 근육 덩어리를 '골반저근' 이라 한다. 골반저근이 느슨해지면 지지대를 잃은 방광이나 요도가 복부로부터 쉽게 압력을 받게 되며, 소변이 새는 일이 잦아진다. 요도괄약근도 골반저근의 일부로, 요도를 수축시키는 힘이 약해져서 요실금 현상이 나타나게 된다.

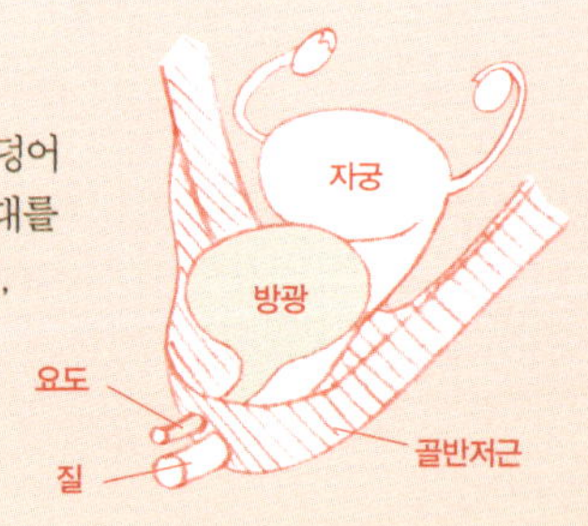

소변 배출을 원활하게 하는 지압

남성의 노화와 동반되는 질병 중의 하나가 전립선 비대증이다. 소변 배출이 원활하지 않은 것도
거의 이 질병으로 인해 발생한다.

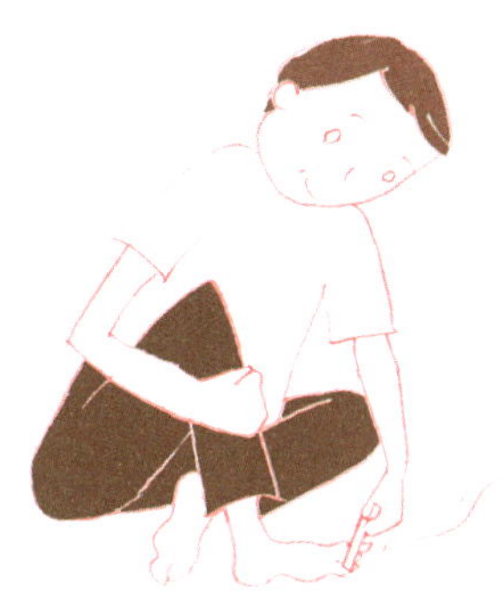

잠자리에 들기 전에 담배로 뜸을
뜨면 소변을 잘 배출시킬 수 있다.

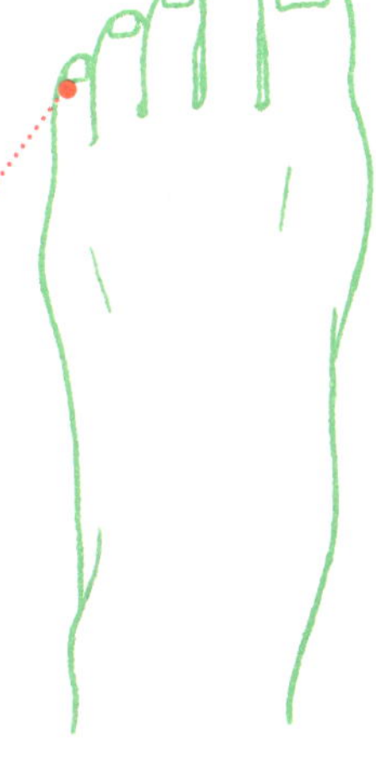

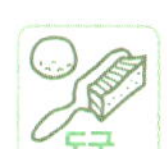

지음

새끼발톱 언저리에 있는
경혈. 순산의 경혈로, 뜸
을 뜨면 거꾸로 들어 있
는 아이가 제자리를 잡는
다고도 한다.

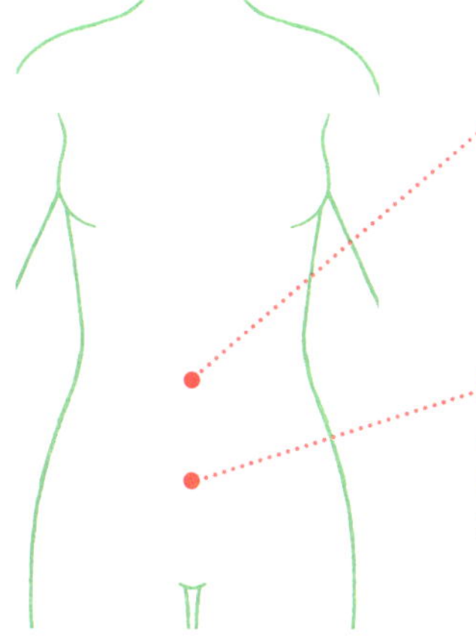

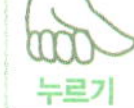

신궐

배꼽. 만성소화기 질환이나 변비, 설사, 식중
독 등을 치료할 때 사용되는 경혈이다.

중극

배꼽으로부터 12cm정도 아래에
있는 경혈 '옥천' 이라고도 부르며
거의 방광에 일치한다.

배꼽에 소금 뜸을 하면 빈뇨가 사라진다

소변 때문에 밤에 몇 번씩 화장실에 들락거리는 것은 매우 번거로운 일이다.
의학적으로는 하루에 10번 이상 소변을 볼 경우 빈뇨로 진단한다. 특히 젊은
사람이 갑자기 빈뇨 현상이 나타났다면 방광이나 요도에 질환이 생겼을 가능
성을 의심해봐야 한다. 배꼽 위치에 있는 신궐과 중극에 굵은 소금을 올려놓
고 그 위에 쑥뜸을 해주면 좋다.

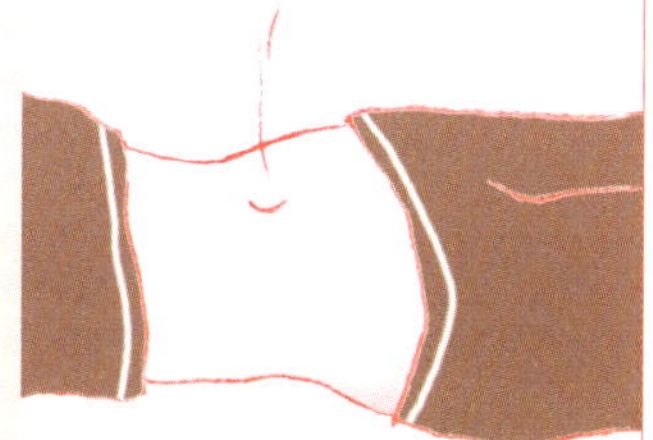

변비·설사

복근과 횡격막을 고정하는 근육을 단련한다

운동 부족이나 노화로 인해 근력이 약해지면 변을 시원하게 볼 수 없다.
일상생활에서 몸을 자주 움직이는 게 변비 해소의 비결이다.

앉은 자세에서 허리 들어올리기

❶ 다리를 펴고 앉은 다음 양손을 뒤에 댄다.

❷ 머리부터 발끝까지 일직선이 되도록
   허리를 들어올린다.

❸ 숨을 내뱉으면서 원래 자세로 돌아온다.

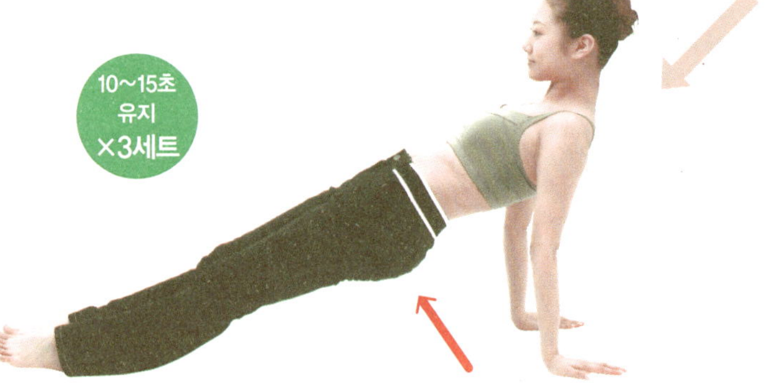

옆으로 누운 자세로 무릎 끌어안기

❶ 몸의 힘을 빼고 바로 눕는다.

❷ 숨을 들이마시면서 가슴까지 끌어당
   기듯 무릎을 끌어안는다.

❸ 숨을 내뱉으면서 천천히 다
   리를 원래대
   로 되돌린다.

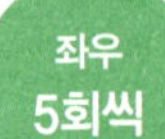

엉덩이를 올렸다 내렸다 하기

❶ 양다리를 어깨 너비보다 약간 넓게 벌리
   고 손을 몸 앞으로 깍지 낀다. 무릎을 구
   부리면서 허리를 천천히 떨어뜨린다.

❷ 팔꿈치가 무릎에 닿는 위치에서
   크게 숨을 내뱉는다. 무릎이
   직각이 되는 지점에서 멈추고
   들어올릴 때에 숨을 마신다.

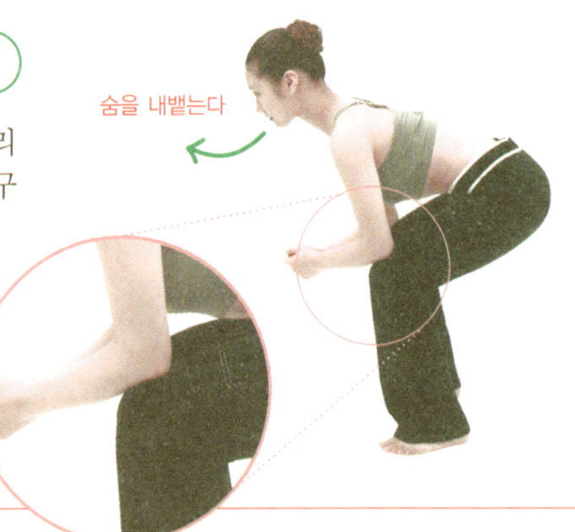

장을 자극하는 지압 & 마사지

배꼽에 직접 마사지를 하거나 장의 활동을 돕는 효과가 있는 경혈을 자극하면 변비 또는
만성 설사에서 탈출할 수 있다.

마사지하기

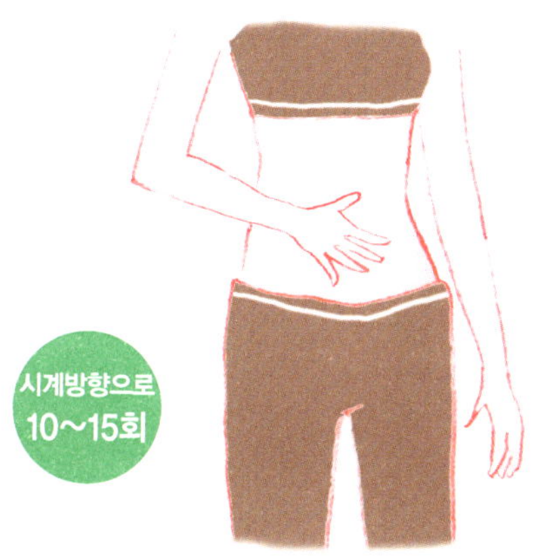

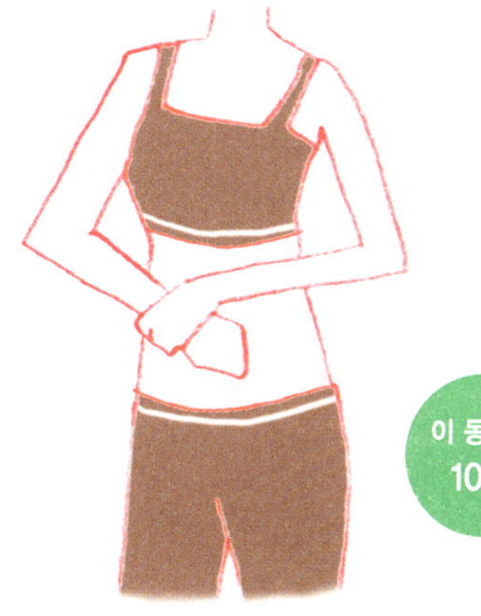

❶ 손바닥을 오른쪽 하복부에 대고 시계방향으로 천천히 쓰다듬기를 10~15회 한 후 손가락에 힘을 넣어 다시 10회 정도 마사지한다.

❷ 한 손은 주먹을 쥐고 다른 한 손으로 주먹 쥔 손을 잡은 다음 배에 대고 시계방향으로 원을 그린다. 이 동작을 10회 정도 반복한다.

지압하기

설사점 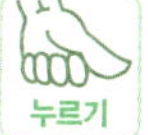

손등의 중심부에서 넷째손가락으로 이어지는 위치. 당장 화장실에 가기 곤란한 상황에서 설사가 나오려 할 때 눌러주면 좋다.

합곡 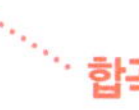

손등에서 엄지손가락과 둘째손가락 사이에 있는 경혈. 목 위쪽의 모든 증상에 효과가 있으며 설사를 멈추게 하는 데도 효과적이다.

지구 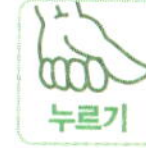

손목을 위로 젖히면 생기는 주름에서 손가락 4개 폭 정도의 위쪽에 위치한 뼈와 뼈 사이의 경혈. 위장 장애나 변비에 효과가 있다.

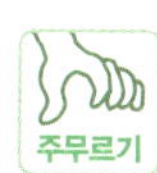

족삼리 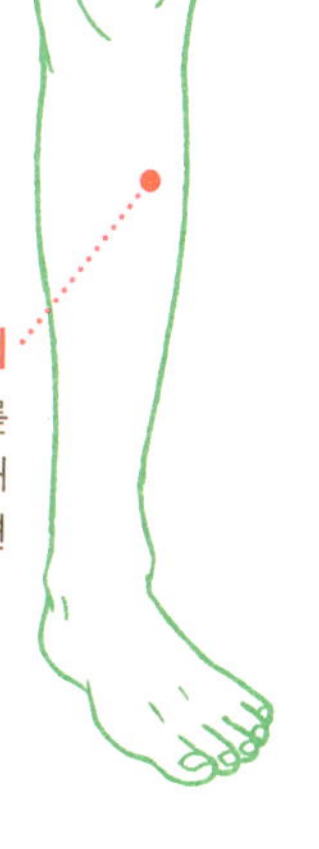

정강이 바로 바깥쪽. 무릎에서 손가락 4개 폭 아래 위치. 위장 장애, 설사, 변비에 특효.

컨디션 제로

혈액의 흐름을 개선하는 체조

허벅지나 발끝을 움직여 혈액이나 림프액의 흐름을 원활하게 하고 하반신에
축적된 물을 배출하자.

물렁살

비만이나 부종의 근본적인 원인이 되는 물렁살을
해소하여 날씬한 몸매를 만들자

다리 부종을 없애는 허벅지 늘이기

❶ 오른쪽 다리를 펴고 왼쪽 다리
를 구부려 앉은 다음 상체를
앞으로 숙인다.

❷ 양손을 뒤로 돌려
허벅지의 림프절
을 잘 펴준다.

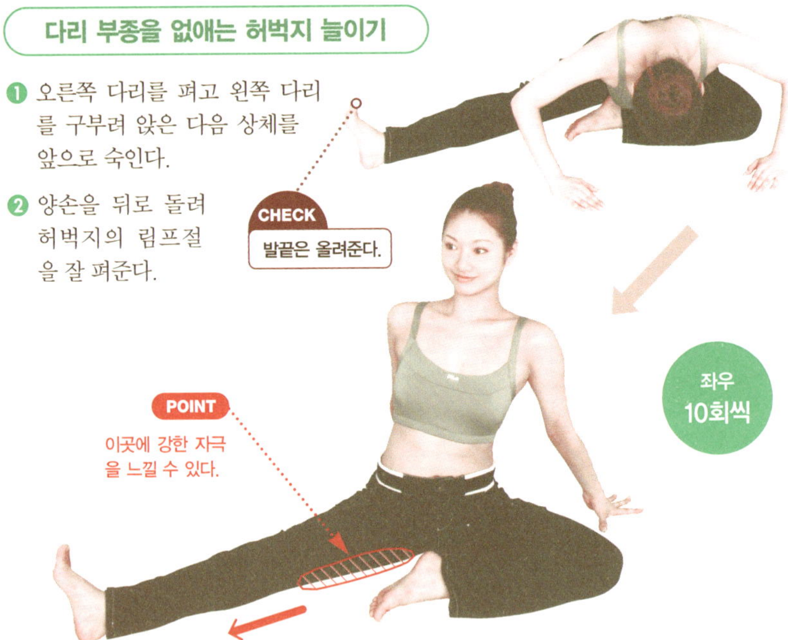

비만에 효과적인 손발 털기

바로 누워 무릎을 들어올리고 손목과 발목
을 앞뒤 좌우로 흔든다.

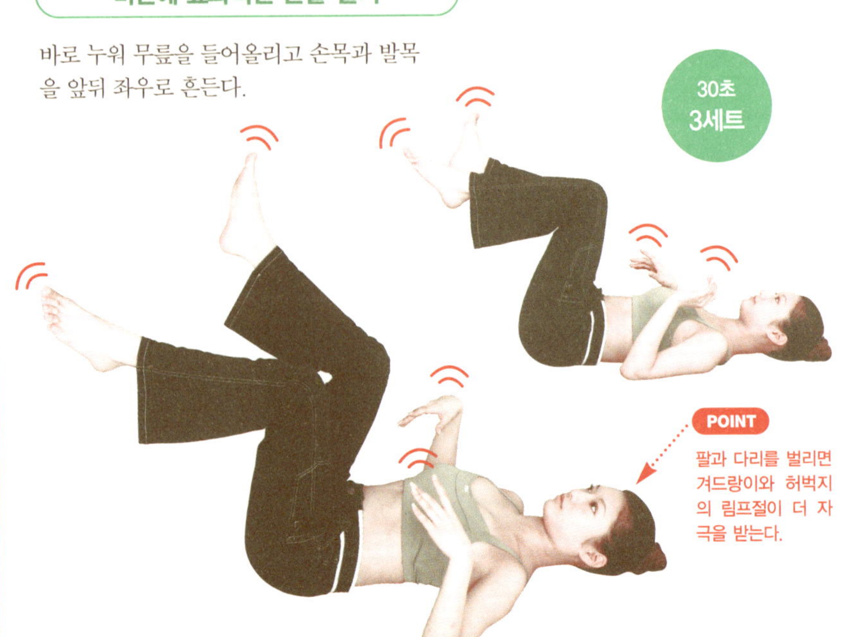

몸속의 수분을 배출하는 지압

물렁살은 몸의 수분이 잘 배출되지 않았을 때 생긴다. 신장에 잘 듣는 경혈을 자극하면 이뇨작용을 촉진시켜준다.

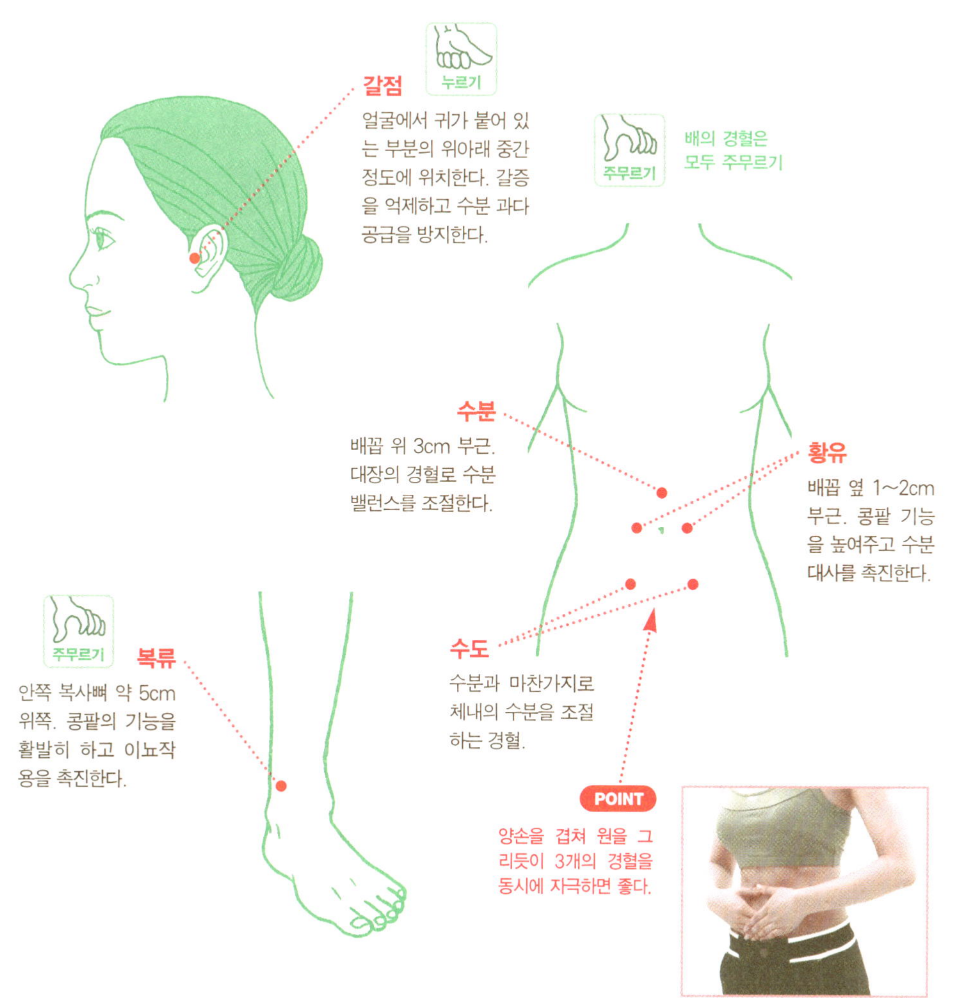

'물렁살'을 방치하면 비만의 원인이 된다

비만에는 물렁살과 지방살이 있는데, 물렁살은 몸에 여분의 수분이 쌓인 상태를 말한다. 이 물렁살은 특히 여성들에게 많은데, 수분이 아래로 쌓이기 쉽기 때문에 하반신이 뚱뚱한 체형이 된다.

몸에 수분이 쌓이면 지방 연소가 어려워져 점점 체지방이 축적되어 결국 비만의 원인이 된다.

그런 사람에게 추천하고 싶은 식품은 동과(동아, 박과의 한해살이 덩굴성 식물)다. 이뇨 효과가 있고 남은 수분을 밖으로 배출하는 작용을 한다. 동과에 함유된 사포닌이나 트리고넬린은 혈관에 붙은 콜레스테롤을 감소시켜 지방 대사를 촉진하기 때문에 비만 예방에도 도움이 되어 일석이조의 효과가 있다.

날씬한 몸을 만드는 스쿼트

기초대사의 절반 이상은 근육으로 연소되기 때문에 복근이나 하반신 등의
큰 근육을 움직이면 지방이 잘 연소된다.

지방살

근육 운동으로 내장 지방을 몸 밖으로 추방하자

당뇨나 동맥경화·뇌졸중의 원인이 되는 체지방

뱃살이 쏙 들어가는 복근 운동

❶ 바로 누워 다리를 90도까지 올린다.

❷ 자세를 그대로 유지한 채 5~10cm 들어
올린다.

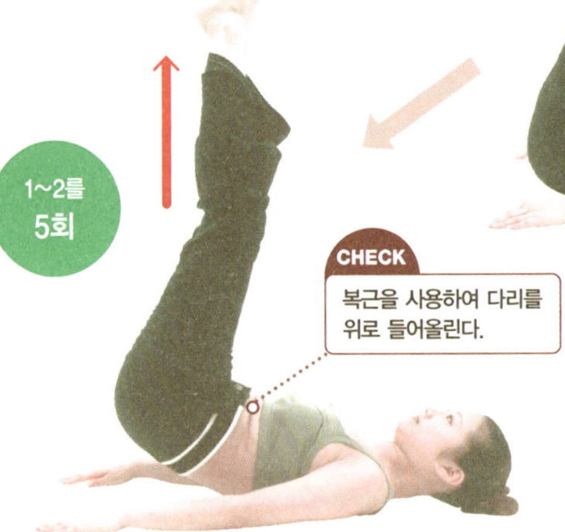

날씬한 몸을 만드는 스쿼트

다리를 어깨 너비로 벌리고 숨을 내뱉으면서
무릎을 구부린다. 숨을 마시면서 원래대로
돌아온다.

내장 지방을 없애주는 지압

과식의 원인을 없애고 체내의 기능을 정상화시키고 싶다면 혈류나 소화기능과 관계된 경혈을 자극한다.

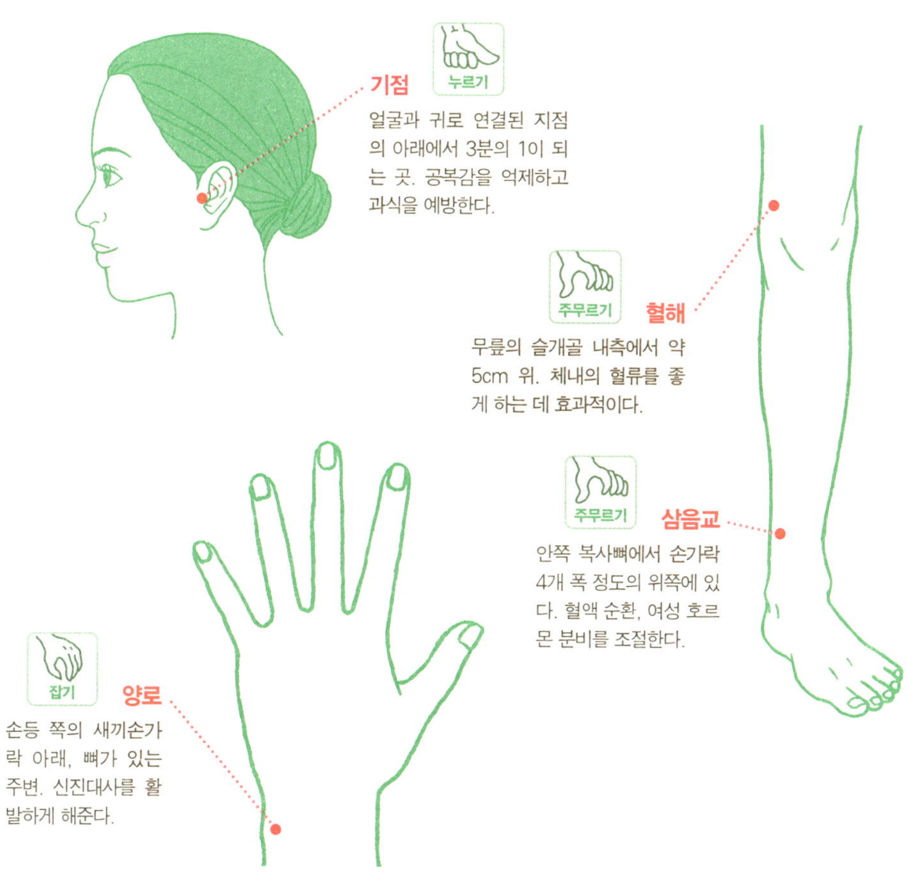

췌장 운동을 활발히 하여 지방을 없애자!

지방살이 많은 사람은 혈액 중에 지질이 쌓이기 쉬운 체질이다. 지질이 많이 축적되면 혈액의 흐름이 나빠져 내장 활동이 둔감해지며 점점 살이 찌기 쉬워진다.

때문에 '비경'이라는 경락의 흐름을 좋게 하는 것이 중요하다. 여기서 '비'는 췌장을 뜻하는 말로, 지방세포가 지질을 받아들이는 것을 촉진하는 인슐린을 분비한다.

비경의 흐름이 나빠지면 인슐린이 과잉 분비되어 혈중의 지질이 지방세포로 바뀌어 점점 살이 찌게 된다.

비경의 활동이 왕성한 시간대는 대개 내장이 아침을 소화하는 시간대다. 따라서 경락의 흐름을 좋게 하고, 혈액 중의 남은 지질을 배출시켜주는 대두나 부추 등을 아침 식사로 섭취하면 좋을 것이다.

메타볼릭 신드롬

메타볼릭 신드롬(내장지방 증후군)이란 복부에 내장지방이 쌓여 위험인자가 몇 개 겹치는 상태를 말한다.

① 허리 사이즈가 남성은 85cm, 여성은 90cm 이상.

② 혈압이 높다(최고 혈압 130mmHg 이상 또는 최저 혈압 85mmHg 이상).

③ 혈당치가 높다(공복 시 혈당치가 110mg/dl 이상).

④ 중성지방치가 높다(중성지방치 150mg/dl 이상 또는 HDL 콜레스테롤 수치 40mg/dl 미만).

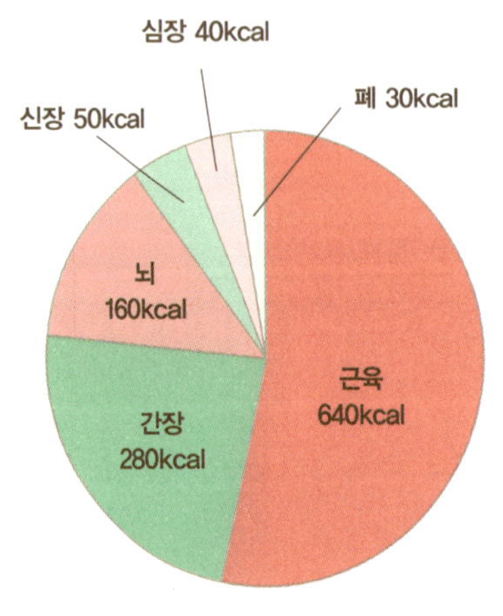

기초대사량의 내역
1일 기초대사량 : 1200kcal

위 4개 항목 중 ①을 포함하여 ②~④번 중에 2개 이상 해당하는 사람은 메타볼릭 신드롬으로 진단할 수 있다.

이들 위험인자가 2개 이상 겹치면 심각한 질병을 일으킬 가능성이 높으므로 주의가 필요하다. 이들 위험인자 중 하나를 가진 사람은 심장병 발병 위험이 5배나 높다고 한다. 위험인자가 둘이면 10배, 3~4개면 31배나 높다고 한다.

그러나 내장지방은 몸에 축적되기 쉬운 반면, 에너지로 소비되기도 쉽다. 즉 메타볼릭 신드롬을 방지하는 것은 결코 어려운 일이 아니다.

지방을 없애는 데는 유산소 운동이 최고다. 근력 트레이닝을 병행하면 더 효과적이다. 기초대사의 반 이상은 근육으로 소비된다. 근력 트레이닝으로 근육의 양을 늘리면 연소되는 지방도 그만큼 많아져 메타볼릭 신드롬을 방지할 수 있다.

복부 지방을 없애는 근력 트레이닝으로 스쿼트(다리 구부리기)를 추천한다. 몸을 유지하고 있는 하반신은 근육 양이 많기 때문에 기초대사량이 올라가 그만큼 효과가 높다.

아름답고 날씬한 여성을 만드는 지압 & 스트레칭

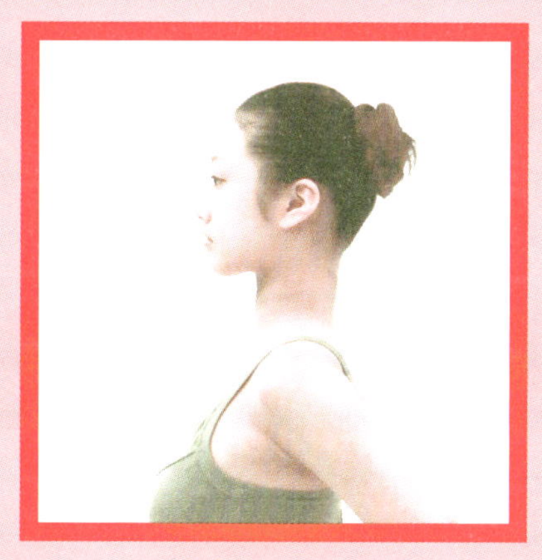

잔주름을 막아주는 얼굴 근육 운동

약해진 얼굴 근육을 단련하면 피부의 혈액 흐름이 좋아지고 탄력 있고 생생한 피부로 되살릴 수 있다.

주름 — 피부 고민

많은 여성들의 피부 고민인 주름 운동과 세안법으로 주름 고민에서 벗어나자

잔주름을 없애주는 얼굴 근육 운동

❶ 소파나 침대 등에 누워 어깨, 목의 힘을 빼면서 머리를 아래로 떨어뜨린다.

❷ 몸과 머리가 수평이 되는 위치까지 머리를 천천히 들어올린다.

❸ 자신의 배꼽이 보일 듯 머리를 들어올린 후 10초 정도를 유지한다.

1~3을 10회

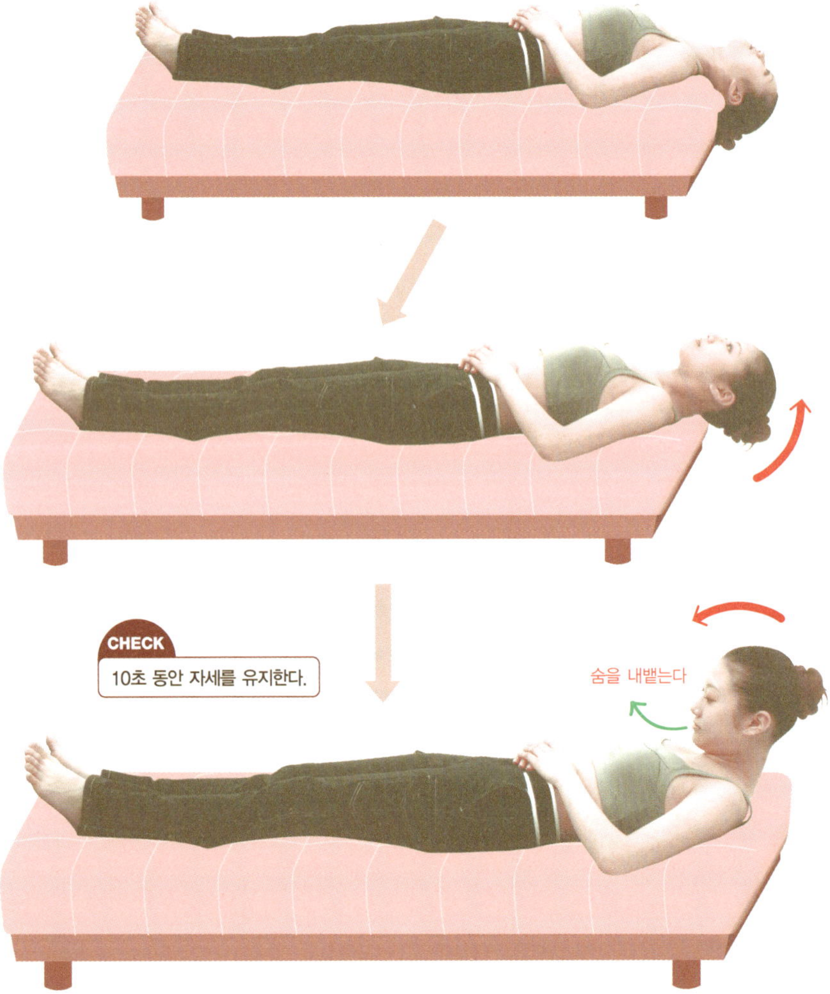

CHECK
10초 동안 자세를 유지한다.

탄력 있는 피부를 위한 청주 마사지

피부 손질은 매일 꾸준히 하는 것이 중요하다. 습관화하여 하루도 거르지 말고 실천하자.

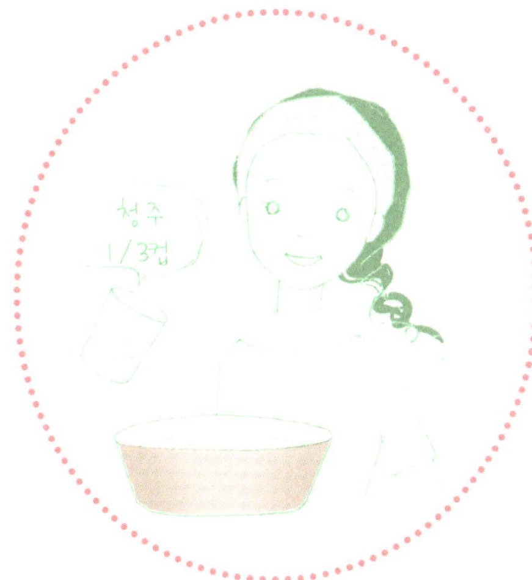

❶ 청주 세안수 만들기

미지근한 물을 가득 채운 세안 용기에 3분의 1컵 정도의 청주를 붓고 젓는다.

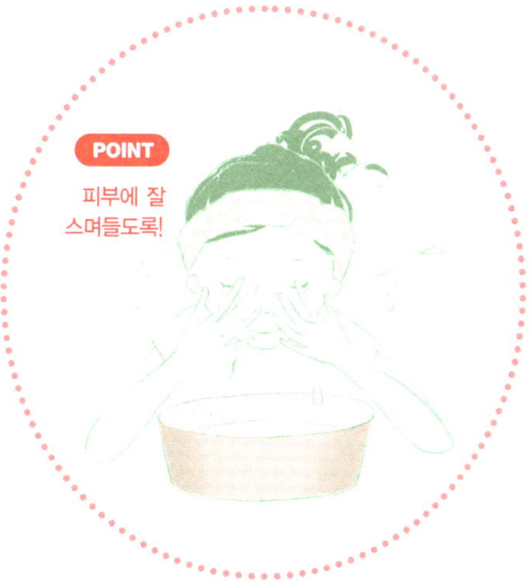

❷ 세안 후 얼굴을 청주 세안수로 씻어낸다

양손으로 청주 세안수를 떠서 얼굴을 감싸듯이 10회 정도 잘 씻는다.

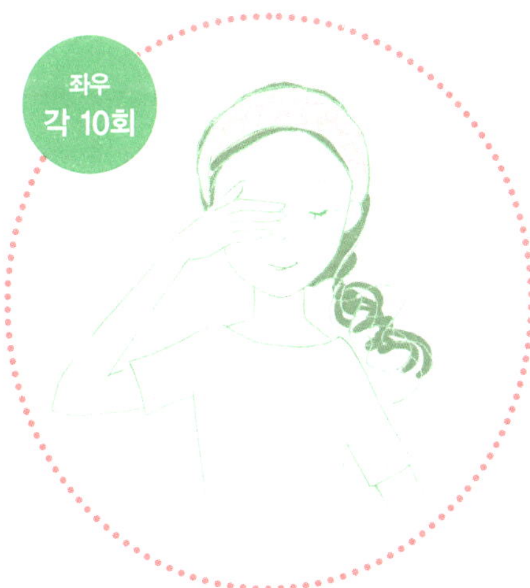

❸ 위에서 아래로 그리듯이

오른손 바닥으로 오른쪽 이마부터 턱에 걸쳐 위에서 아래로 덧그리듯이 쓸어내린다. 왼쪽도 10회씩 한다.

※주의: 가려움증이나 피부병 증상이 있다면 중지하자.

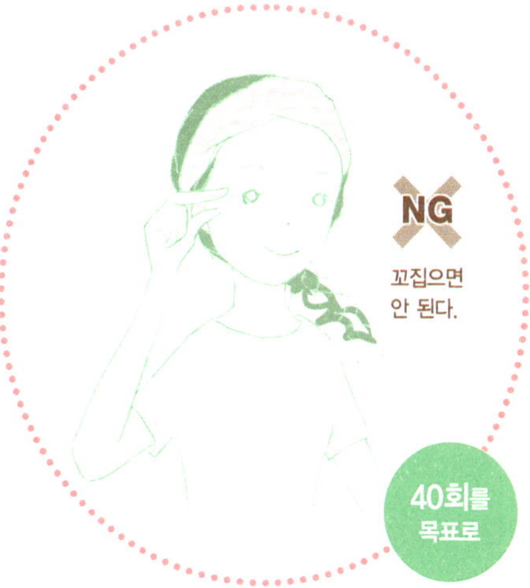

❹ 주름선을 따라 마사지

오른쪽 얼굴은 오른손으로, 왼쪽은 왼손으로 주름선을 따라 엄지손가락과 둘째손가락으로 가볍게 넓히는 기분으로 눌러나간다.

기미 — 피부 고민

기미를 없애주는 쌀겨 팩

젊음을 되살리는 비타민 E와 미용에 좋은 비타민 B2가 풍부한 쌀겨는
기미 제거에 효과적이다.

기미를 없애주는 쌀겨 팩 만들기

1회분
- 쌀겨…15g
- 소맥분…10g
- 물…25cc

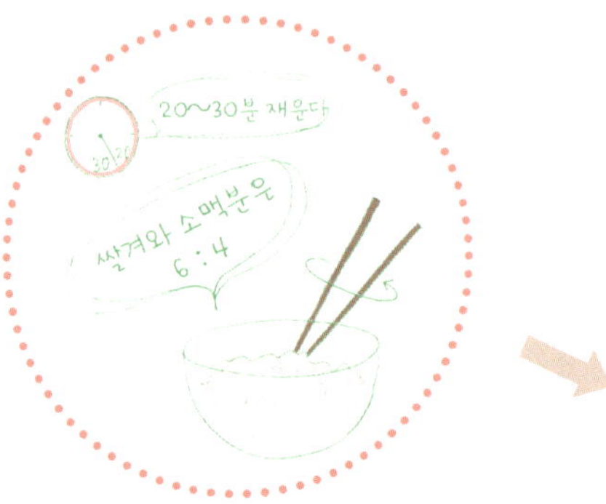

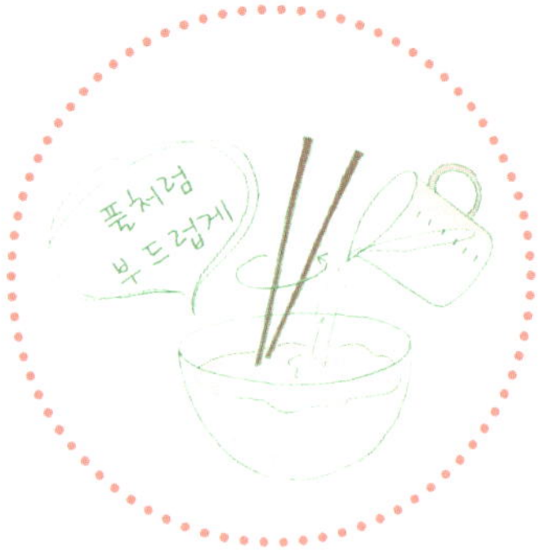

❶ 쌀겨 15g과 소맥분 10g을 볼에 넣고 잘 저어 섞은 다음 쌀겨와 소맥분이 융합되도록 20~30분 정도 재워둔다.

❷ 물 25cc를 조금씩 부어 풀처럼 부드러워지면 완성.

하얀 피부를 위한 쌀겨 팩 사용법

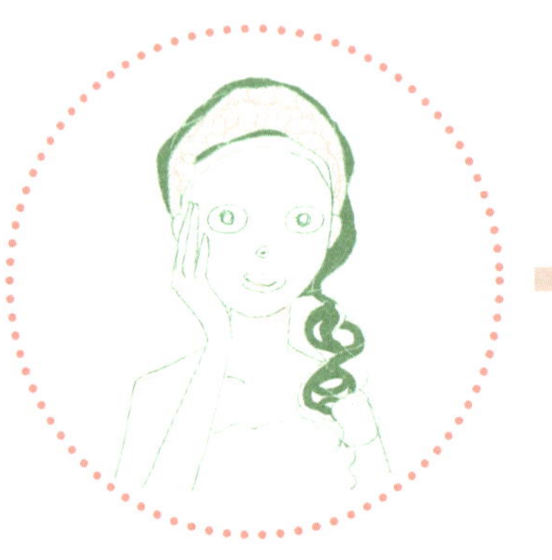

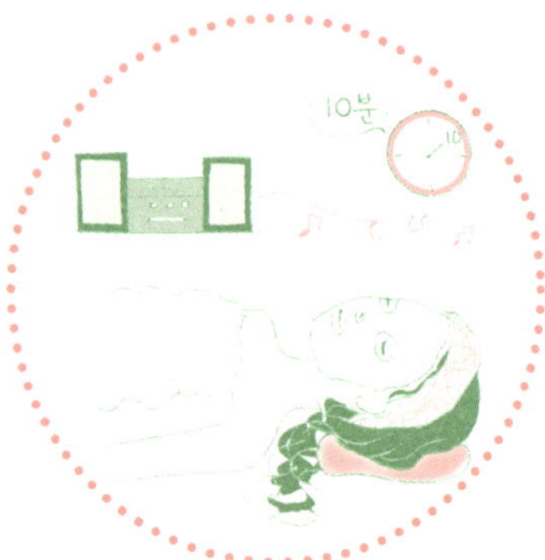

❶ 세안 후 눈과 눈썹, 입 주변을 피해 팩을 바른다. 흘러내리지 않도록 가능한 한 두껍고, 꼼꼼하게 얼굴 전체에 바르는 것이 요령이다.

❷ 팩이 벗겨지지 않도록 10분 정도 누워 있으면 된다. 손가락으로 가볍게 만져보고 거의 말라 있다면 물로 씻어낸다.

깨끗하고 매끄러운 피부를 만드는 지압

경혈은 직접 피부에 작용하는 것은 아니지만 체내의 기능을 조절해주기 때문에
깨끗한 피부를 만드는 데 도움이 된다.

기미·주근깨에 잘 듣는 경혈

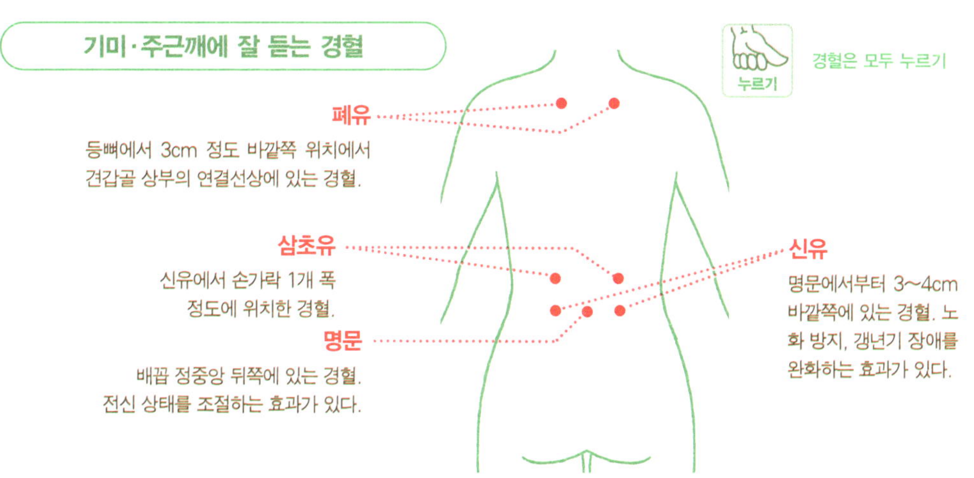

폐유
등뼈에서 3cm 정도 바깥쪽 위치에서 견갑골 상부의 연결선상에 있는 경혈.

삼초유
신유에서 손가락 1개 폭 정도에 위치한 경혈.

명문
배꼽 정중앙 뒤쪽에 있는 경혈. 전신 상태를 조절하는 효과가 있다.

신유
명문에서부터 3~4cm 바깥쪽에 있는 경혈. 노화 방지, 갱년기 장애를 완화하는 효과가 있다.

뽀루지·지성 피부에 잘 듣는 경혈

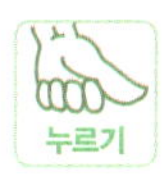

중부
쇄골 밑, 어깨 관절 근처의 움푹 들어간 곳에서 2~3cm 밑에 위치한 경혈. 거칠어진 피부 외에 어깨 결림에도 잘 듣는다.

거궐
흉골 밑 명치에 있는 경혈.

중완
배꼽에서 약 8cm 위, 배꼽과 명치 중앙에 있는 경혈. 위장의 활동을 높여준다.

천추
배꼽에서 4cm 바깥쪽에 있는 경혈. 소장의 기능을 높여주고 변비에도 효과적이다.

투명한 피부를 되살리는 '요구르트 팩'

요구르트는 기미나 주근깨에 효과가 큰 식품이다. 표백 작용이 있어서 미백 효과도 기대할 수 있다.

뜨거운 수건을 얼굴에 올려놓고 모공을 넓혀준 다음 플레인 요구르트를 작은 잔 하나의 분량을 바르고 15~20분 후 씻어주면 된다. 이 정도라면 바쁜 직장인이라도 실천할 수 있을 것이다. 설탕 등의 잔여물은 피부가 거칠어지는 원인이 되므로 반드시 플레인 요구르트를 사용하자.

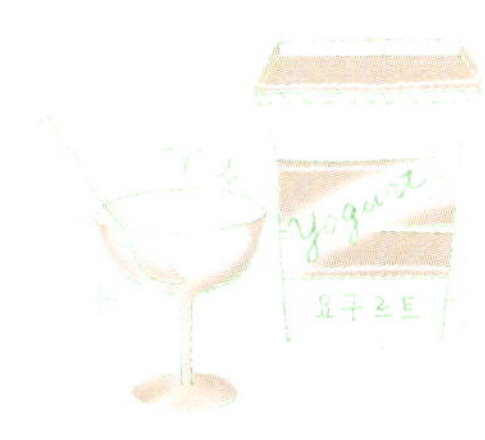

흰머리 · 탈모

머리카락 고민, 동백기름으로 해결한다!

예부터 머리카락에 좋다고 전해져온 동백기름을 사용하여 머리카락 고민을 해결해보자.
흰머리에도 효과를 발휘한다.

동백기름을 사용한 샴푸 전 머리 손질

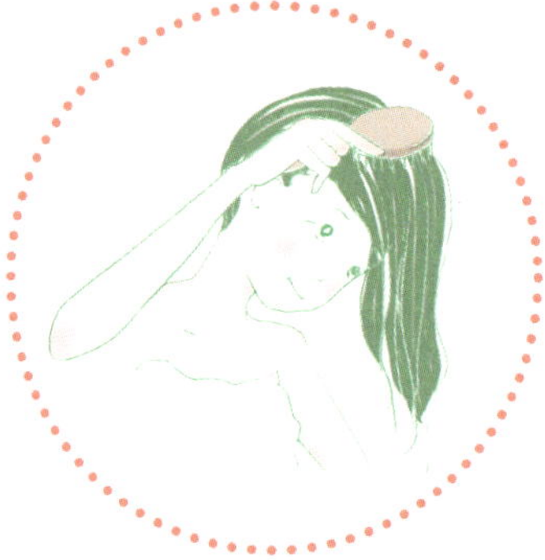

❶ 머리카락이 나는 방향과 반대로 빗질을 하고, 비듬이나 때를 없앤다.

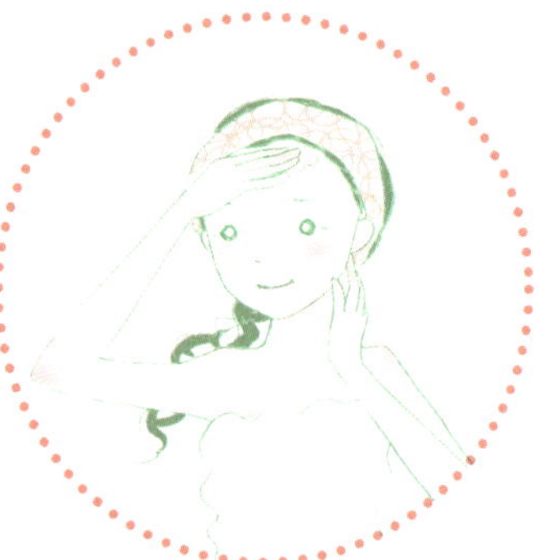

❷ 이마에 난 머리카락과 귀 뒤에 동백기름을 발라 머리카락에 잘 융합되게 재차 빗질을 한다.

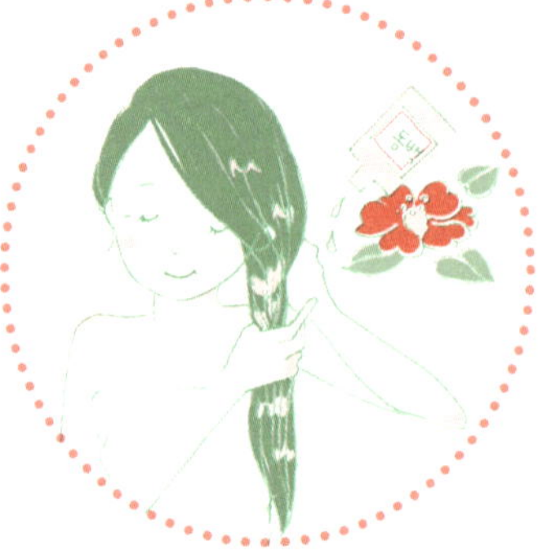

❸ 머리카락 끝에서부터 동백기름을 머리에 스며들게 한다(샴푸하기 2~3시간 전에 바르면 머리카락 고민이나 비듬을 없애는 데 효과를 볼 수 있다).

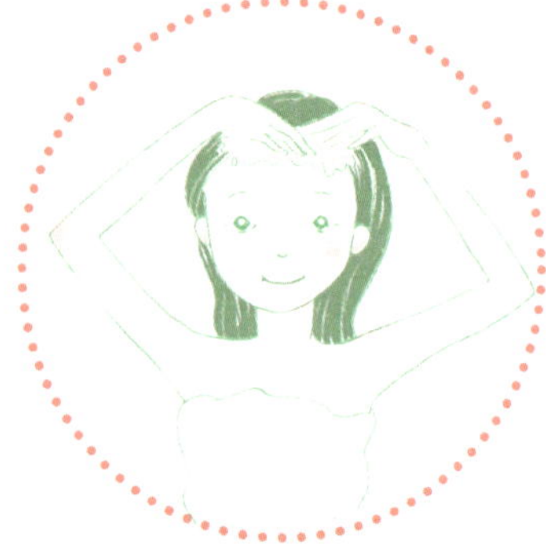

❹ 비듬이 잘 생기는 부위에도 바른다. 두피를 주무르듯이 마사지하면 효과적이다.

흰머리에도 효과적인 샴푸 후 머리 손질

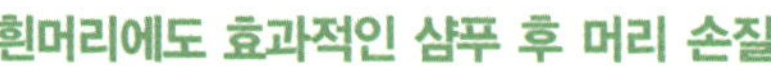

세면기에 물을 채운 후 동백기름 2~3방울과 레몬즙 1/2개를 넣어 린스 대신 사용하면 머리카락에 아주 좋다.

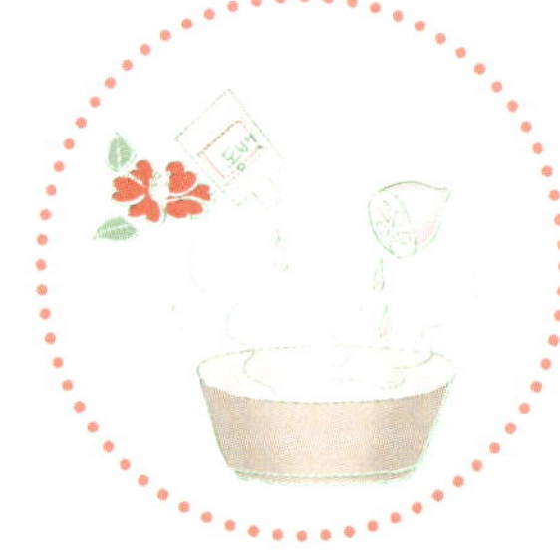

아름다운 머리카락은 여성의 생명이다
지압과 헤어케어로 머리카락 고민을 해소하여
여성의 매력을 발산하자

머리카락에 좋은 지압

흰머리와 탈모에는 머리의 경혈을 자극하면 확실한 효과가 있다. 샴푸할 때 함께 눌러주면 좋다.

탈모·흰머리에 잘 듣는 경혈

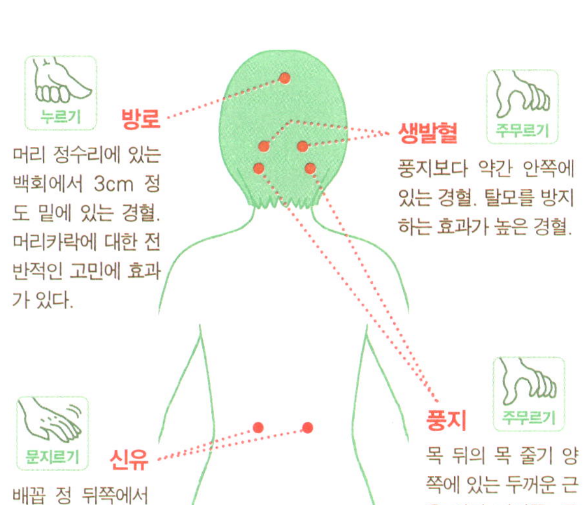

방로 누르기
머리 정수리에 있는 백회에서 3cm 정도 밑에 있는 경혈. 머리카락에 대한 전반적인 고민에 효과가 있다.

생발혈 주무르기
풍지보다 약간 안쪽에 있는 경혈. 탈모를 방지하는 효과가 높은 경혈.

신유 문지르기
배꼽 정 뒤쪽에서 3~4cm 정도 바깥쪽에 있는 경혈.

풍지 주무르기
목 뒤의 목 줄기 양쪽에 있는 두꺼운 근육 약간 바깥쪽, 들어간 부분의 경혈.

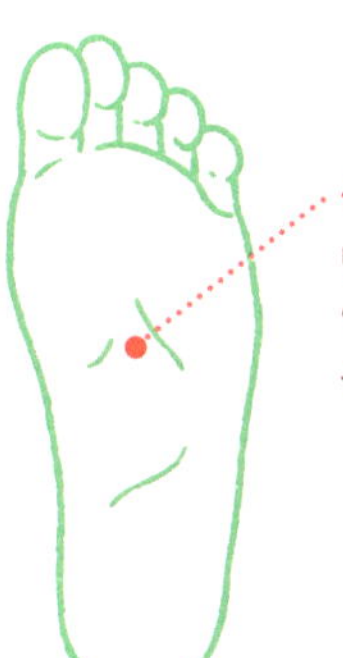

용천 누르기
발바닥 중앙에서 약간 위에 들어간 곳에 있다.

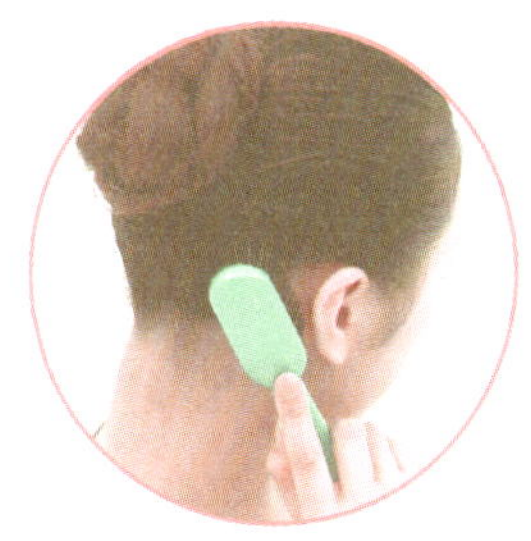

POINT

브러시로 두피 전체를 가볍게 자극하는 것도 좋다. 혈액 순환이 좋아지고 육모 효과가 있다.

도구

흰머리 예방에는 수세미로 경혈 마사지

❶ 용천을 중심으로 발바닥 전체를 빙글빙글 원을 그리듯이 수세미로 가볍게 문지른다. 너무 강하게 문지르지 말 것.

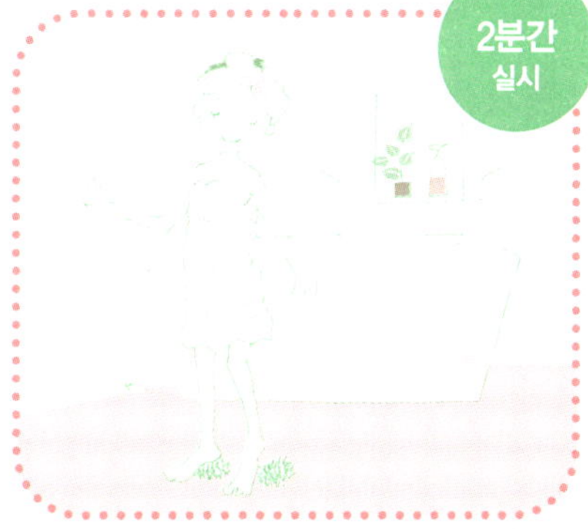

❷ 욕실 바닥에 수세미를 2개 놓고 발끝으로 서서 리듬감 있게 뒤꿈치를 내리면서 가볍게 발바닥 장심으로 밟는다.

생리통

많은 여성들이 안고 있는 생리통 스트레칭과 마사지로 괴로운 통증을 완화하자

생리통을 예방하는 스트레칭

일상생활에서 스트레칭을 하여 생리통을 예방하자. 통증을 상당히 줄일 수 있다.

스트레칭

생리통을 완화시키는 자궁 늘리기

❶ 바로 누워 양 무릎을 세운 상태에서 오른쪽 다리를 왼쪽 무릎 위에 올려놓는다. 손은 가볍게 벌려 바닥에 붙인다.

❷ 오른쪽 다리를 올려놓은 채 오른쪽으로 떨어뜨린다. 허리가 따라 올라가거나 들리지 않도록 한다.

● **위의 스트레칭을 할 수 없는 사람은?**

왼쪽 무릎이 아파서 다리를 올려놓을 수 없는 사람은 오른쪽 다리를 바닥에 떨어뜨려 왼쪽 무릎을 오른쪽으로 떨어뜨린다. 하복부가 잘 펴지기만 하면 되므로 통증을 참고 무리하게 올려놓지 않아도 된다.

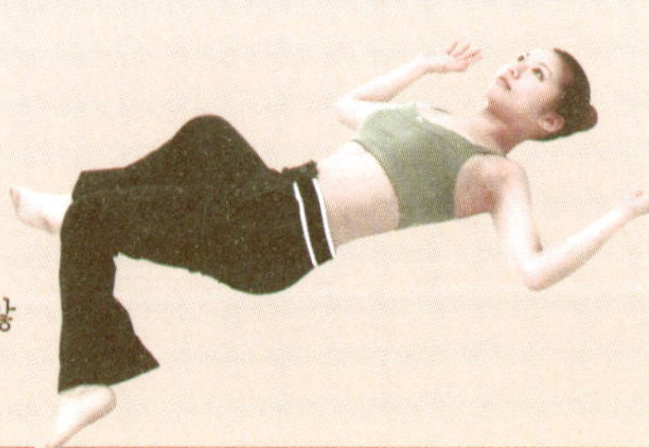

참기 힘든 생리통을 덜어주는 복부와 자궁 마사지

복부나 자궁 주변을 마사지하면 통증을 덜 수 있다.

복부와 자궁 마사지 –기초편

❶ 엎드려 다리를 허리 너비로 벌린다.

❷ 손바닥을 겹쳐 그 위에 이마를 올려놓는다.

❸ 발끝을 쭉 펴고 엉덩이를 좌우로 움직여 복부와 자궁을 부드럽게 자극한다.

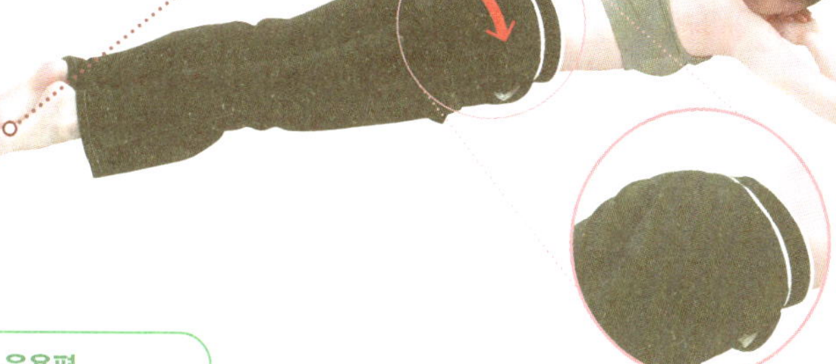

복부와 자궁 마사지 – 응용편

❶ 기초편과 같은 자세를 취한 후 발끝을 세운다.

❷ 몸 전체를 앞뒤로 움직여서 복부와 자궁을 마사지한다.

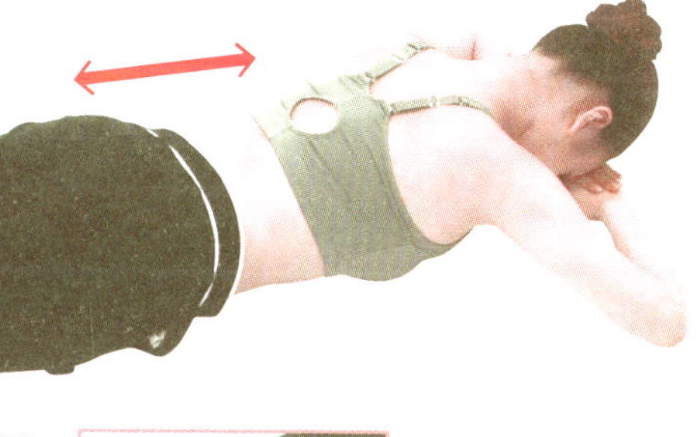

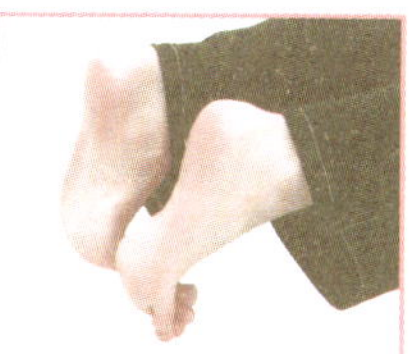

COLUMN

생리통은 참지 마라!

10~20대 여성에게 흔히 나타나는 생리통은 자궁경관이 좁기 때문에 일어나는 현상이다.

이런 생리통은 대개 나이를 먹어가면서 점차 줄어들게 된다.

통증이 너무 심해 참기 어렵거나 잠들 수 없을 정도라면 산부인과 진료를 받아 볼 것을 권한다. 자궁근종이나 자궁내막증 등을 의심할 수 있기 때문이다.

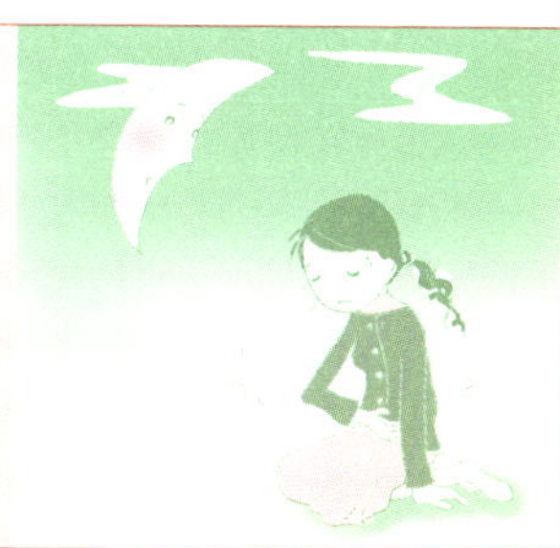

몸의 부종을 없애는 삼각 운동

하루 일과를 마친 후 찾아오는 손발의 나른한 증상은 대개 부종이 원인이다.
몸을 쭉 펴줌으로써 몸속에 남아 있는 수분을 몸 밖으로 배출하자.

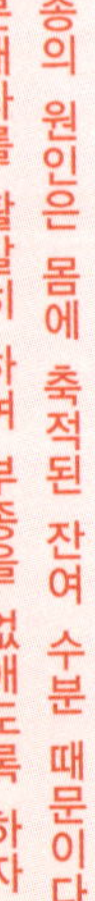

부종의 원인은 몸에 축적된 잔여 수분 때문이다
수분대사를 활발히 하여 부종을 없애도록 하자

부종을 없애는 삼각 운동

❶ 양손은 어깨 너비로 바닥에 대고, 양 무릎은 똑바로 바닥에 붙여 네 발로 기는 자세를 만든다.

❷ 손과 발끝의 위치는 그대로 유지한 채 엉덩이를 위로 들어올린다. 양 팔꿈치와 무릎은 펴주고 뒤꿈치는 바닥에 붙인다. 엉덩이를 꼭짓점으로 삼각형을 만든다는 생각을 하자.

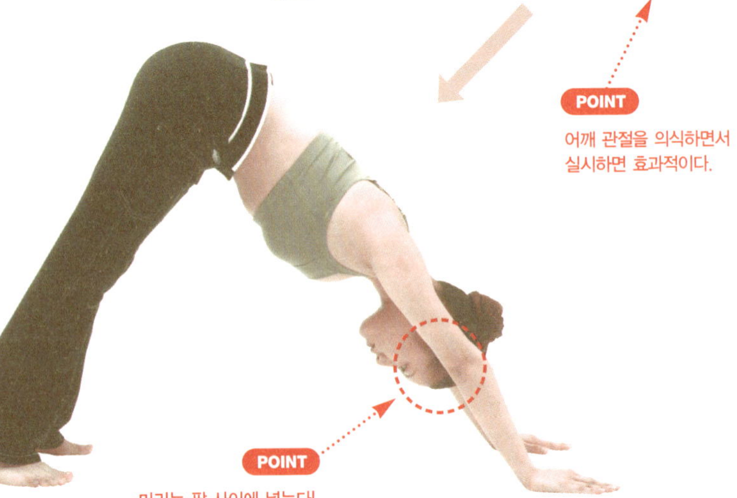

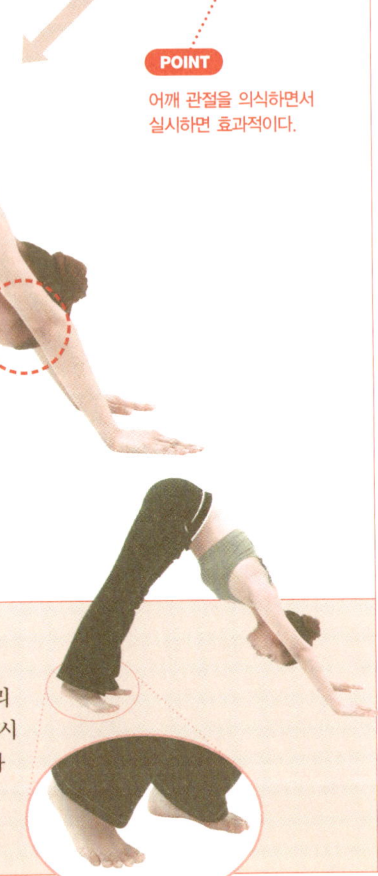

● 위의 자세가 잘되지 않는 사람은?

몸이 굳어서 발꿈치가 바닥에 닿지 않는 사람은 제자리 걸음을 하듯이 한쪽 발씩 바닥에 붙이면서 이 자세를 시도하면 한결 수월할 것이다. 익숙해질 때까지 무리하지 말고 연습해보자. 양손은 바닥에 잘 붙여놓는다.

수분대사를 도와주는 지압 & 마사지

몸이 잘 붓는 것은 몸의 수분대사가 원활하지 못하기 때문이다. 수분대사를 도와주는 경혈을 눌러 몸을 가볍게 만들어보자.

부종을 없애는 경혈

경혈은 모두 누르기
누르기

음릉천
무릎 밑 안쪽, 두꺼운 뼈 아래에서 안쪽 복사뼈의 연장선 상에 있는 경혈.

삼음교
안쪽 복사뼈의 6~8cm 정도 위에 있는 경혈. 손가락 4개 폭 정도 위를 누른다.

수분
배꼽의 약 3cm 위에 있는 경혈. 대장의 수분을 조절해준다.

수도
하복부에 있는 경혈. 배꼽에서부터 손가락 4개 폭 정도 밑, 손가락 3개 폭 정도 옆에 위치. 좌우에 있다.

얼굴의 부종을 없애는 림프 마사지

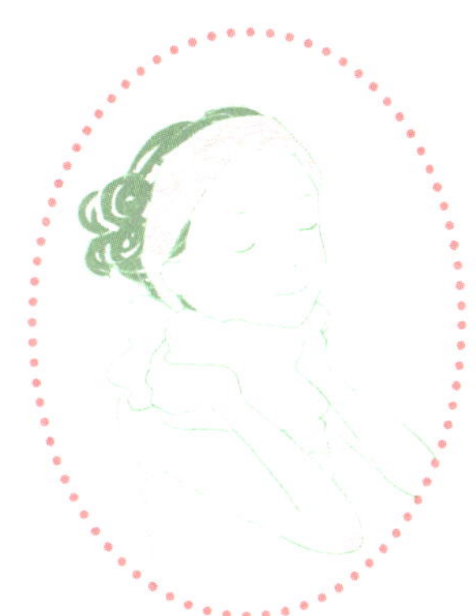

❶ 뜨거운 수건으로 목을 따뜻하게 한다

물에 적신 수건을 전자레인지에 넣어 적당히 뜨겁게 한 후 목에 댄다. 목 옆에서부터 쇄골에 걸친 부분을 집중적으로 마사지한다.

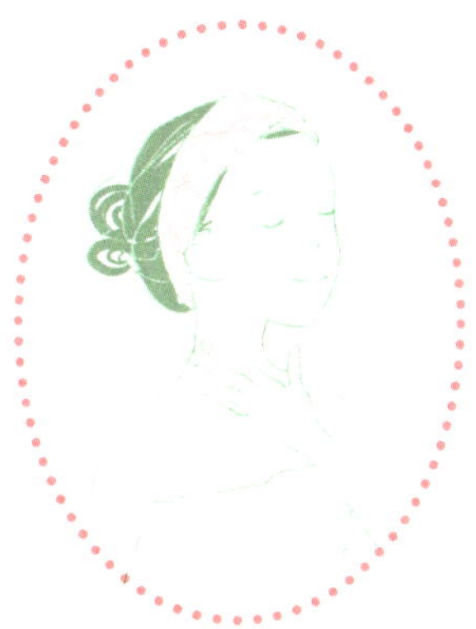

❷ 목 옆을 문질러 마사지

보디로션이나 크림 등을 손에 발라 목 옆을 문지르듯이 마사지한다. 왼쪽 목은 오른손으로 문지른다.

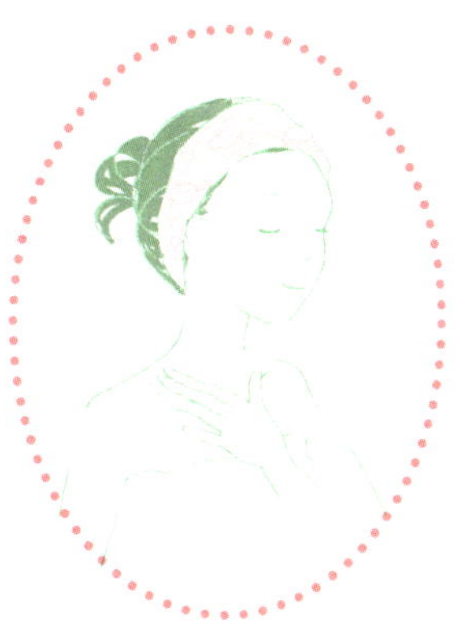

❸ 쇄골 주변을 마사지

목 다음은 쇄골 주변을 손가락으로 눌러 림프의 흐름을 촉진한다. 목 뒤부터 쇄골에 걸쳐 잘 눌러준다.

냉증

몸을 따뜻하게 하는 골반 체조

냉증은 몸을 움직여서 몸 안부터 따뜻하게 하는 것이 중요하다. 골반 체조로
냉증을 극복해보자.

몸을 따뜻하게 하는 골반 올리기 – 기초편

양손을 허리에 대고 어깨 너비로 다리를
벌린다. 발꿈치를 들어 발가락만으로
선 자세를 취한 다음 골반을 위로
올리듯이 하여 천천히 그 자리
에서 제자리걸음을 한다. 상반
신은 움직이지 않도록 주의한다!

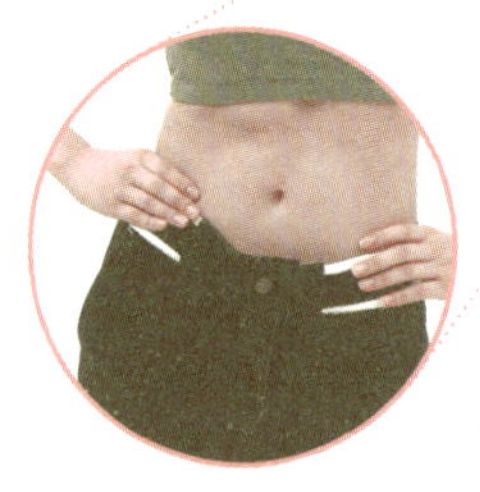

제자리걸음
30회

몸을 따뜻하게 하는 골반 올리기 – 응용편

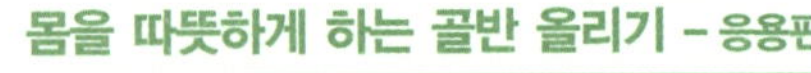

양손을 올려 만세 자세를 취한 다음
등을 쭉 편다. 양 무릎과 팔꿈치,
등 근육을 편 기초편과 마찬가지
로 골반을 들어올리면서 그 자리
에서 제자리걸음을 한다.

제자리걸음
30회

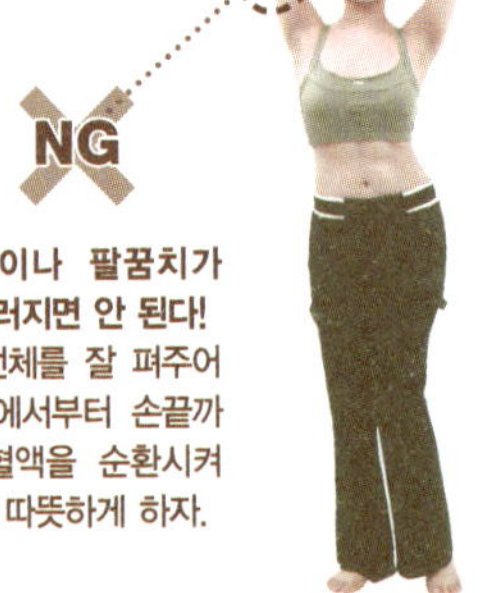

무릎이나 팔꿈치가
구부러지면 안 된다!
몸 전체를 잘 펴주어
발끝에서부터 손끝까
지 혈액을 순환시켜
몸을 따뜻하게 하자.

냉증에 잘 듣는 지압

경혈을 따뜻하게 하여 원래의 몸이 갖고 있는 보온 기능을 회복하는 것이 냉증을 근본부터 해결하여 정상 체력을 만드는 비결이다.

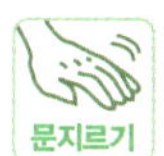

경혈은 모두 문지르기

관원

배꼽에서부터 손가락 4개 폭 정도 밑에 있는 경혈. 생리통에 효과가 있는 것은 물론 위장 장애, 방광염 등에도 좋다.

POINT

냉증에는 휴대용 난로나 드라이어로 경혈을 따뜻하게 한다. 손으로 문질러 따뜻하게 해도 된다.

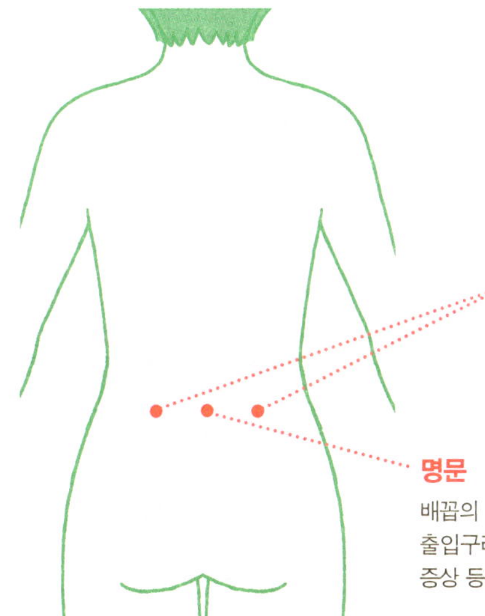

신유

명문에서 3~4cm 정도 바깥에 있는 경혈. 갱년기 장애를 완화시키고 여성 질환에 효과 있다.

명문

배꼽의 정 뒤쪽에 위치. 생명의 출입구라고도 일컬어지며 급성 증상 등에도 이용된다.

족탕으로 냉증을 완화시키자!

양동이나 깊이가 있는 목욕통 등에 뜨거운 물을 부은 다음 의자에 앉아 양발을 담근다. 물의 온도는 목욕물 온도(37~39)도보다 2도 정도 높은 것이 좋다. 약간 뜨거울 정도의 온도가 적당하다.
30분 정도 족욕을 하면 온몸이 후끈후끈해진다. 물이 식으면 뜨거운 물을 더 부어 온도를 조절한다. 탄산가스가 발생하는 입욕제 등을 넣는 것도 좋다.

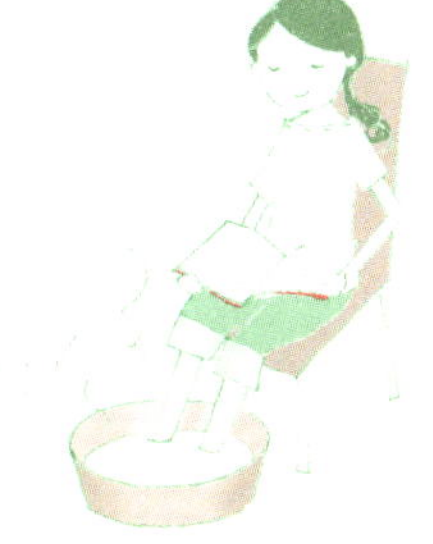

외반모지

예쁜 발을 만들어주는 발가락 스트레칭

외반모지의 증상은 스트레칭으로도 완화시킬 수 있다. 일상생활에서 스트레칭하는 습관을 들여 증상을 덜어보자.

발의 변형을 막아주는 발가락 스트레칭

1 바로 누운 다음 양쪽 무릎을 구부려 발을 교차시킨 후 뒹군다.

2 엄지발가락을 엄지손가락과 둘째손가락 외에 다른 손가락으로 잡고, 둘째손가락은 발가락 뿌리 부근에 두고, 엄지손가락은 엄지발가락 측면을 눌러준다.

3 환부가 들어가는 이미지를 떠올리면서 엄지손가락으로 엄지 발가락 측면을 누르고, 몸을 좌우로 굴리듯이 움직인다.

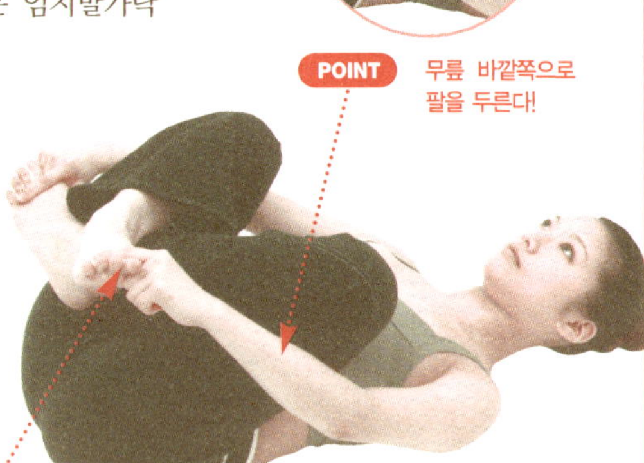

외반모지에 좋은 수건 문지르기

1 왼쪽 무릎을 구부려 앉은 후 손을 뒤쪽 바닥에 붙인다.

2 수건을 왼발 앞에 놓는다. 발가락으로 쭈글쭈글 주름을 잡듯이 하며 수건을 앞쪽으로 끌어당긴다.

좌우
3회씩

POINT

익숙해지면 수건 위에 물이 든 페트병을 올려 힘을 주도록 한다.

외반모지는 여성에게 많이 나타난다

발가락이 변형되고 새끼발가락이 바깥쪽으로 휘는

외반모지를 예방하는 지압

일상생활 속에서도 외반모지를 예방하고 진행도 늦출 수 있다. 경혈을 자극하여 통증에서 탈출하자.

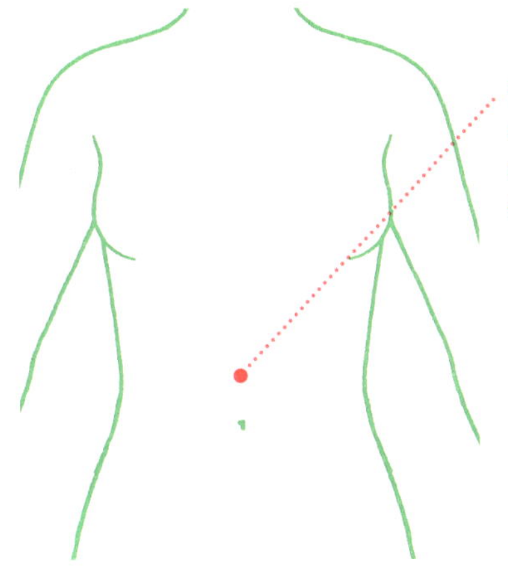

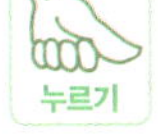

수분 

누르기

배꼽의 3cm 정도 위에 있는 경혈. 천천히 눌러주면 좋다.

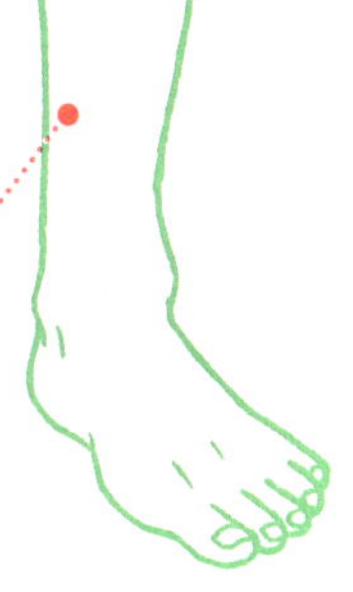

누르기 **삼음교**

안쪽 복사뼈에서 손가락 4개 폭 정도 위에 있는 경혈. 갱년기 장애 등에도 효과가 있다.

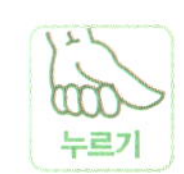

누르기 **태충**

엄지발가락과 둘째발가락 사이 뼈가 있는 분기점 주변에 있는 경혈. 건강한 사람이라도 통증이 느껴질 것이다.

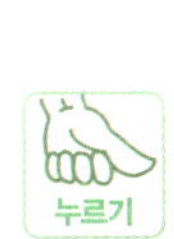

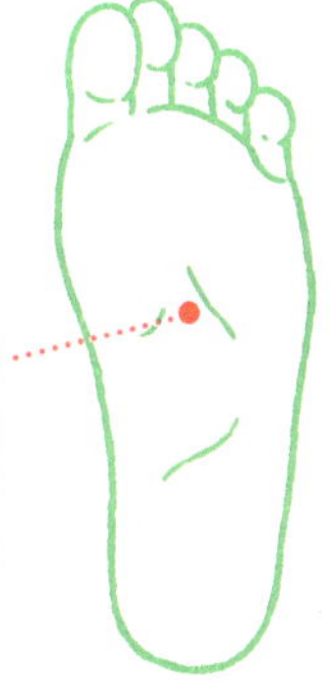

누르기 **용천**

발바닥 중앙에서 약간 위에 들어간 곳에 있다. 목욕을 할 때마다 지압을 하는 습관을 들이면 좋다.

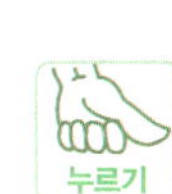

집에 돌아오면 양말을 벗는 습관을 들이자

하이힐이 외반모지의 원인이 된다는 사실은 널리 알려져 있다. 양말이나 스타킹도 증상을 악화시키는 요인이 될 수 있다.
양말이나 스타킹은 신축성이 있어 잘 느껴지지 않지만 서서히 발을 압박하고 있는 것이다. 집에 돌아오면 바로 양말이나 스타킹을 벗는 습관을 들이자.

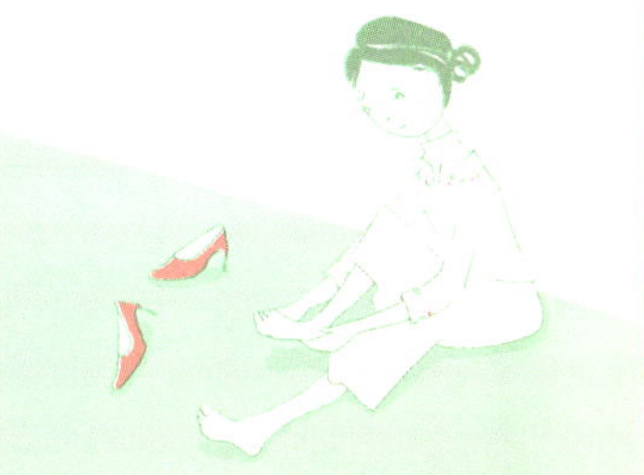

아로마로 릴렉스 스트레칭

왠지 기분이 안정되지 않는다… 이럴 때는 아로마 오일을 곁들인 운동으로
기분 전환을 해보자.

불안 · 초조 ①

아로마를 이용한 가슴 스트레칭

❶ 발 근처에 아로마 오일 용기를 준비해두고 의자
에 가볍게 걸터앉아 양손
을 뒤로 돌려 의자 등받
이를 잡는다.

❷ 아로마 오일의 향기를
가슴 가득 들이마시고
견갑골을 중앙으로
끌어당기듯이 하여
가슴을 쭉 뻗는다.

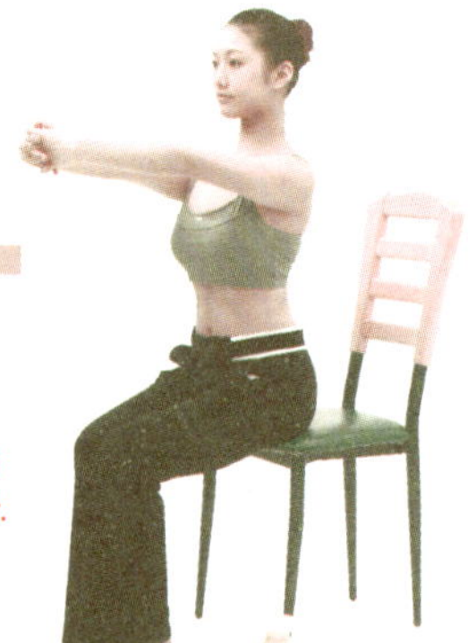

아로마를 이용한 등 스트레칭

❶ 의자에 앉아 양손을 가슴 앞으로 쭉 뻗은 후 손을
깍지 끼고 아로마 향을 가슴 가득 들이마신다.

❷ 눈을 감고 천천히 숨을 내뱉으면서 등에서 허리
까지 차분히 늘여준다.

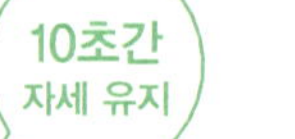

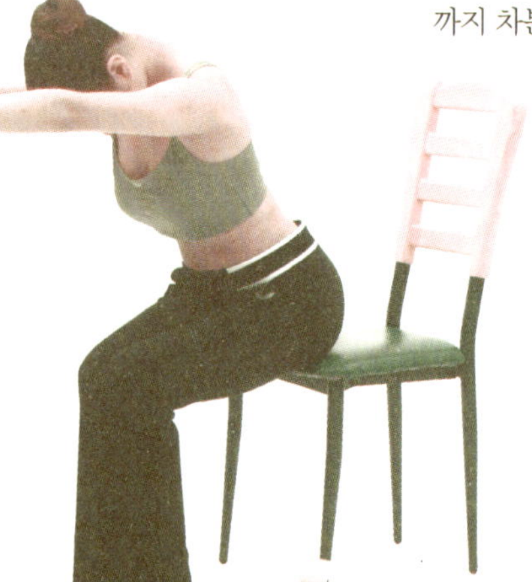

POINT

눈을 감고 마음을
차분히 가라앉힌다.

몸과 마음을 풀어주는 지압

언제 어디서나 경혈을 눌러줄 수 있기 때문에 휴식을 취하고 싶을 때나 불안감으로 안정을 취하지 못할 때
잘 듣는 경혈 위치를 기억해두자.

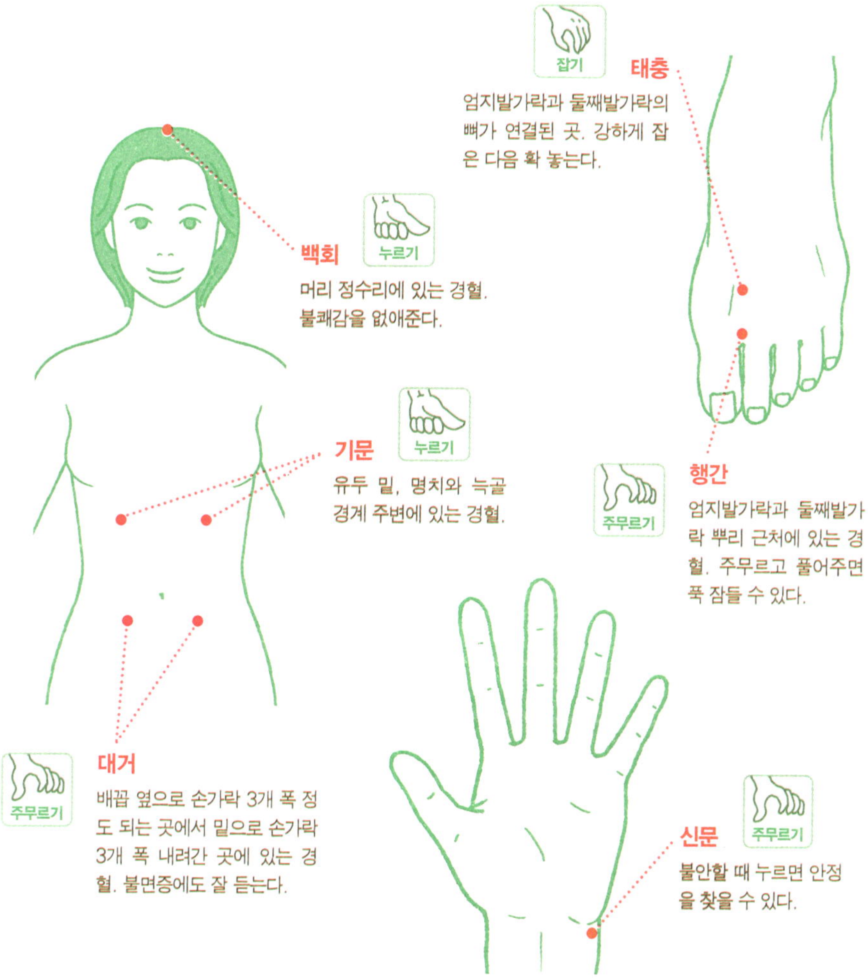

태충

잡기

엄지발가락과 둘째발가락의
뼈가 연결된 곳. 강하게 잡
은 다음 확 놓는다.

백회

누르기

머리 정수리에 있는 경혈.
불쾌감을 없애준다.

기문

누르기

유두 밑, 명치와 늑골
경계 주변에 있는 경혈.

행간

주무르기

엄지발가락과 둘째발가
락 뿌리 근처에 있는 경
혈. 주무르고 풀어주면
푹 잠들 수 있다.

대거

주무르기

배꼽 옆으로 손가락 3개 폭 정
도 되는 곳에서 밑으로 손가락
3개 폭 내려간 곳에 있는 경
혈. 불면증에도 잘 듣는다.

신문

주무르기

불안할 때 누르면 안정
을 찾을 수 있다.

아로마 오일로 휴식을 취하자

릴렉스 효과가 높은 아로마 향을 이용해 방 전체를 릴렉스 공간으로 만들 수
있다. 심신의 안정에도 매우 효과적이다.
라벤더, 캐모마일, 재스민 등의 향은 휴식을 취하는 데 효과가 있다. 아로마
전용 포트가 없어도 뜨거운 물을 담은 머그컵에 아로마 오일을 두세 방울 넣
어주는 것만으로도 좋다.

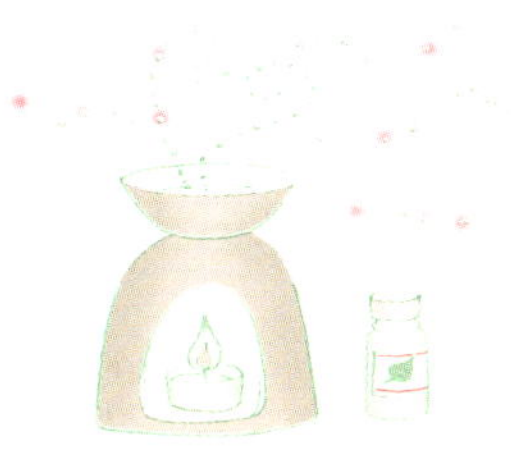

목욕탕에서 편안하게 즐기는 스트레칭

욕조에 몸을 담그고 가볍게 몸을 움직이는 것도 기분을 안정시키는 데 효과적이다.
평소 목욕할 때 적극적으로 활용해보자.

불안·초조 ②

마음의 휴식, 욕조 스트레칭

1~5번
10회

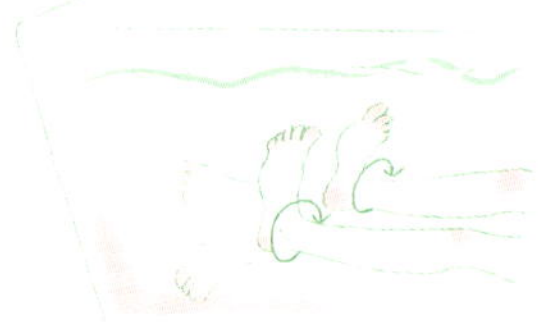

❶ 발가락을 벌렸다 오므렸다 하기

발가락을 힘껏 벌려주었다가 움켜쥐는
동작을 좌우상하로 반복한다.

❷ 발목을 빙글빙글 돌리기

발목을 천천히 돌린다. 오른쪽 10회, 왼
쪽 10회. 양발을 함께 빙글빙글 돌린다.

❸ 발목을 앞으로 끌어당겨 늘이기

다리를 펴고 발끝을 손으로 붙잡고 몸 쪽
으로 천천히 끌어당긴다. 열까지 센 후 손
을 풀고 천천히 늘여준다.

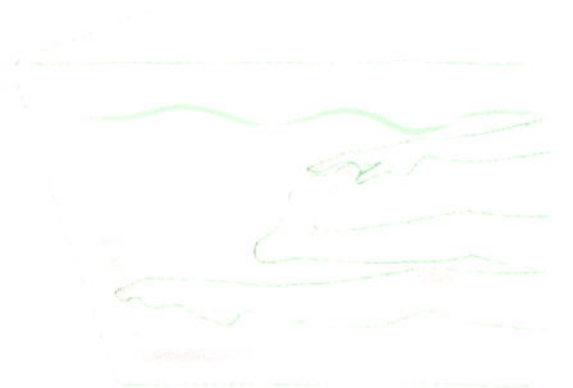

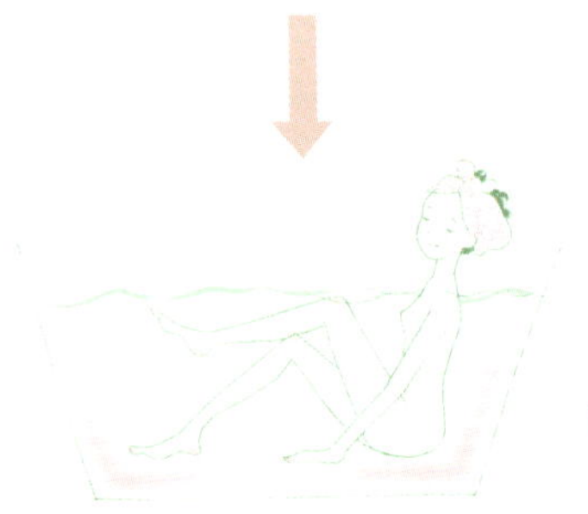

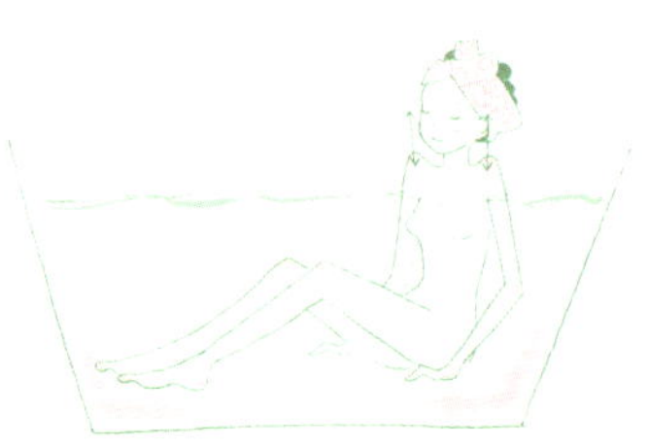

❹ 무릎으로 장딴지를 마사지

다리를 꼬고 밑에 있는 무릎으로 위에
있는 다리의 장딴지를 마사지한다.

❺ 어깨 들었다 내렸다 하기

무릎을 가볍게 구부리고 앉아 어깨를 크
게 들었다 내렸다 한다. 어깨를 들 때 숨
을 마시고 내릴 때 내뱉기를 반복한다.

몸과 마음이 행복해지는 릴렉스 입욕법

릴렉스 입욕법에 정해진 규칙은 없다. 내가 편히 쉴 수 있으면 그것으로 오케이.
효과가 좋은 방법을 실천해보자.

몸과 마음이 상쾌해지는 릴렉스 입욕법

❶ 아로마 오일과 촛불로 특별한 시간을 갖자

따뜻한 물(37~39도)을 채운 욕조에 취향에 맞
는 아로마 오일을 몇 방울 떨어뜨린다. 촛불에
불을 붙이고 욕조 근처 평평한 장소에 놓은 다
음 욕실 불을 끈다.

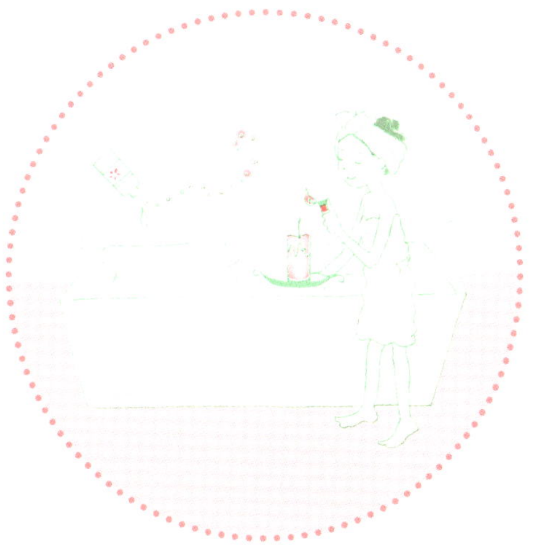

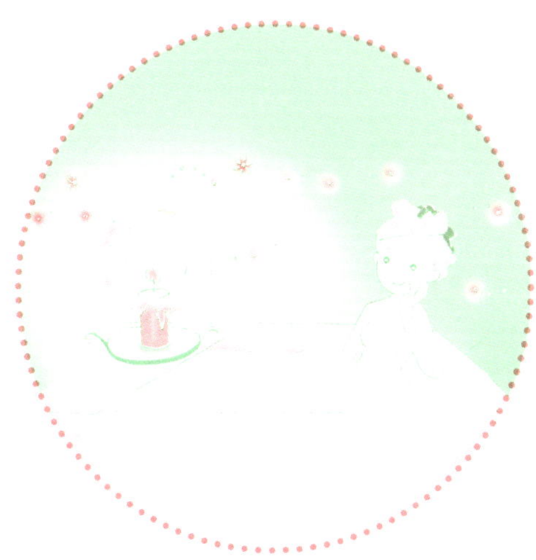

❷ 머릿속을 완전히 비우고 여유롭게 반신욕

촛불을 보면서 반신욕을 한다. 릴렉스할 수 있
는 공간에서 마음을 비우고 스트레스가 사라질
때까지 여유롭게 목욕을 즐긴다. 30~40분 정
도가 적당하다.

❸ 촛불을 끄고 일상의 시간으로

릴렉스 입욕의 특별한 시간으로부터 일상생활
로 돌아오기 위한 '의식'을 이미지화하고 촛불
을 불어 끈다.

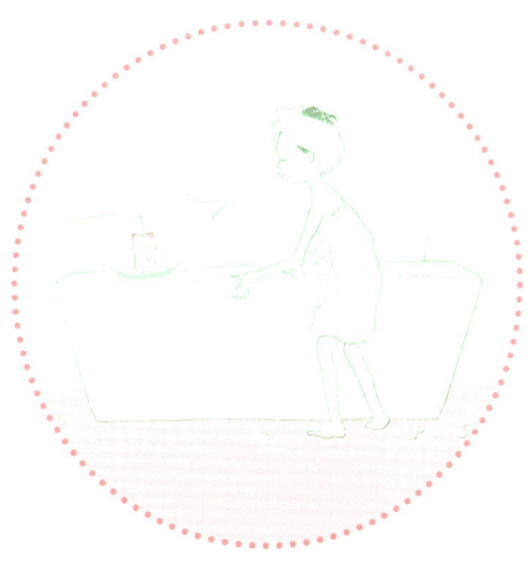

갱년기 장애

갱년기는 난소의 활동이 쇠퇴하기 시작하여 완전히 멈추기까지의 기간을 말한다. 일반적인 폐경 나이인 50세 전후, 즉 45~55세까지 약 10년간이 해당된다. 이 시기에 일어나는 월경 이상이나 자율신경 조절 이상, 신경이나 대사 이상을 통틀어 갱년기 장애라고 부른다.

증상에는 개인차가 있기 때문에 한마디로 말할 수는 없지만 상기증, 달아오름으로 불리는 혈관운동 신경계에 관련된 증상이 많이 나타난다. 그 밖에 정신 신경계 증상인 불안, 우울증 등이 찾아온다.

또한 폐경에 의해 난소 호르몬의 하나인 에스트로겐 분비가 저하된다. 에스트로겐은 뼈를 유지하는 중요한 호르몬으로 좋은 콜레스테롤과 나쁜 콜레스테롤의 균형을 조절하는 기능을 한다. 에스트로겐 기능이 떨어지면 혈중 콜레스테롤이 증가하므로 '고지혈증' 을 주의해야 한다. 그리고 뼈에도 영향을 미쳐 '골다공증' 으로 진전되기 쉽다는 것을 잊지 말자.

갱년기 장애는 여성뿐만 아니라 남성에게도 찾아온다.

여성의 경우는 신체적인 영향이 현저한 반면 남성의 경우는 스트레스에 의한 영향이 큰 것 같

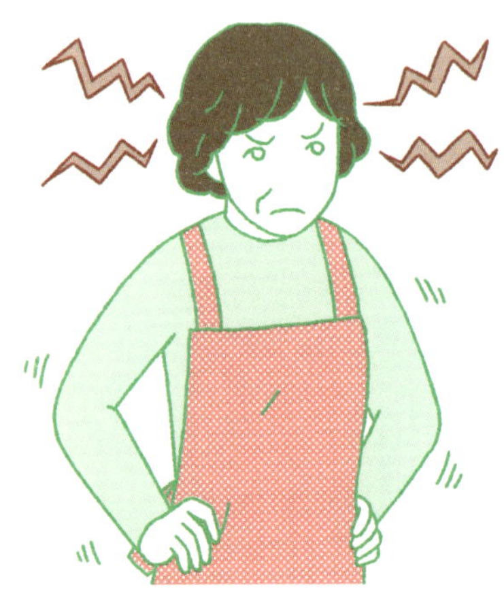

다. 업무상의 트러블이나 가정문제 등이 모두 스트레스의 원인이 된다. 그 결과 갱년기 남성에게는 우울증 경향이 많이 나타난다.

갱년기 장애는 누구에게나 찾아오는 반갑지 않은 손님이다. 갱년기라고 해서 끙끙거리지 말고 적극적으로 대처하는 것이 중요하다. 운동이나 취미생활로 기분을 맑게 하고 기분 전환을 하면서 갱년기를 슬기롭게 극복하자.

CHAPTER 4

젊고 활력 있는 남성을 만드는 지압 & 스트레칭

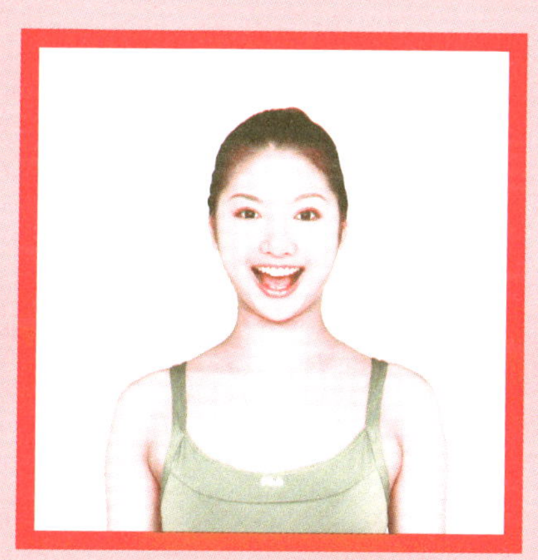

뱃살이 쏙 들어가는 복근 운동

앉은 자세만으로 오케이! 허리에 자극을 주어 지방을 깨끗하게 연소시키자.

배불뚝이 · 맥주병 배

하루 종일 책상 앞에 앉아서 일하는 사람일수록 틈틈이 의식적으로 운동을 해줄 필요가 있다

탄력 있는 배를 만드는 복근 운동

1. 양손으로 의자의 앉은 면을 잡고 몸을 의자에 고정시킨다. 발끝, 뒤꿈치, 무릎은 딱 붙인 상태를 유지한다.

2. 양발을 바닥에서 떼어 올리고 그 자세로 5초간 유지한 후 천천히 내린다.

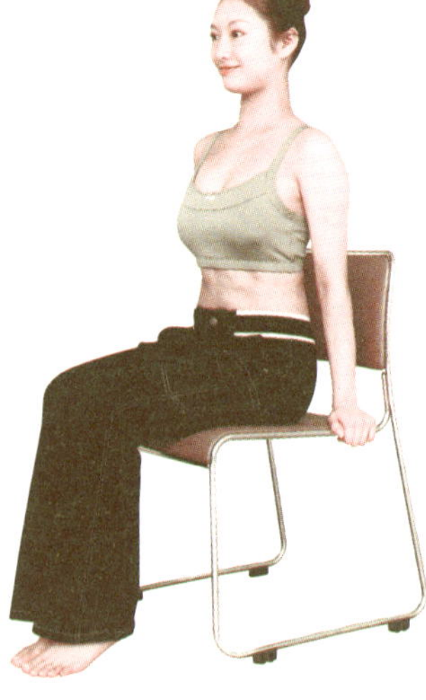

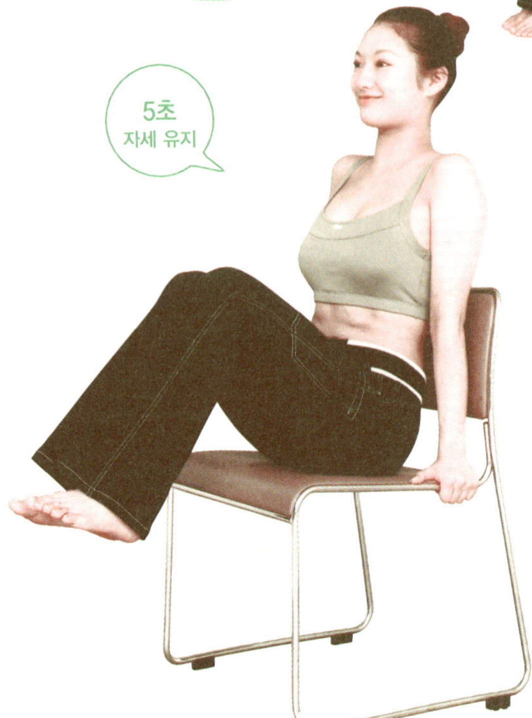

POINT

① 등받이가 있는 의자를 사용하여 양발을 올린 채 좌우로 흔들어주면 더 효과적이다.

② 10~20회를 한 세트로 하여 발을 들었다 내렸다 한다. 익숙해지면 2~3세트로 늘려가도록 한다.

허리 사이즈를 줄여주는 옆구리 늘이기

몸을 지탱하는 옆구리를 끌어당겨 허리를 세이프업한다. 좌우 균형을 조절하여 자세도 개선할 수 있다.

옆구리 늘이기

❶ 왼손은 후두부를 지탱하도록 뒤쪽에 두고, 페트병을 잡은 오른손은 똑바로 떨어뜨린다.

❷ 옆구리에 힘을 넣어 머리를 지탱하고 있는 손 쪽으로 상체를 기울인다. 좌우 번갈아 실시한다.

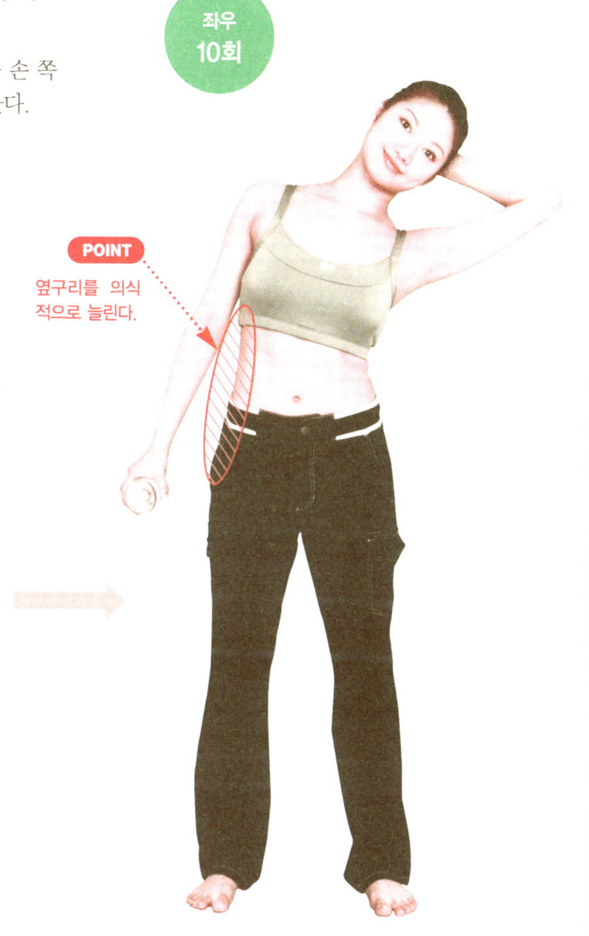

건강한 체형 유지를 위하여

아무리 바빠도 하루에 몇 분 시간을 내어 운동을 해보자. 그것만으로도 효과가 크게 나타난다.

늘어난 복부 지방을 연소시키기 위해서는 매일 꾸준히 운동을 해야 한다.

사람은 나이 들어가면서 신진대사도 저하되고, 살찌기 쉬운 체질이 된다.

야채를 많이 섭취하고 체내 환경 정상화에 신경을 쓰거나 지방으로 바뀌기 쉬운 탄수화물을 필요 이상으로 섭취하지 않도록 주의하자.

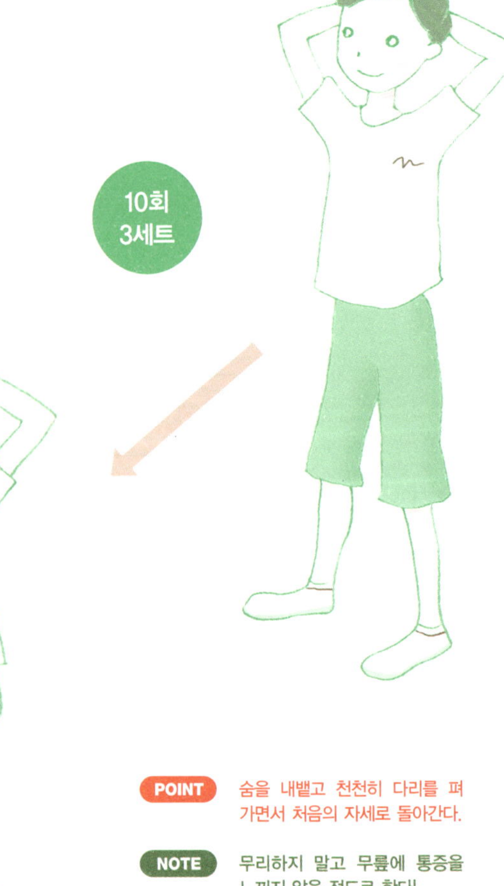

하반신을 단련하는 운동

집에서 간단히 할 수 있는 스쿼트(무릎 구부리기)로 하반신을 단련하여 발기 부전을
사전에 예방하자!

하반신을 강화하는 스쿼트

❶ 양손을 후두부에 깍지 끼고 등 근육을 쭉 펴준
다. 다리는 어깨 너비 정도로 벌려준다.

❷ 숨을 들이마시면서 천천히 무릎을 구부린다.
상체의 균형을 유지하며 엉덩이를 조금 뒤로
빼는 모양을 취하면서 내려간다. 이때 등은 똑
바로 편 상태를 유지한다.

**10회
3세트**

POINT 숨을 내뱉고 천천히 다리를 펴
가면서 처음의 자세로 돌아간다.

NOTE 무리하지 말고 무릎에 통증을
느끼지 않을 정도로 한다!

정력 감퇴

나이가 들수록 정력이 감퇴하는 것은 피할 수 없다
운동과 식이요법을 병행하는 것이 올바른 대책이다

정력 강화를 위한 귀 지압

정력 강화를 위해 효과적인 경혈은 손과 발에 있기 때문에 언제 어디서든 간단히 할 수 있다.
성기의 기능 저하를 막고 발기력을 높여준다.

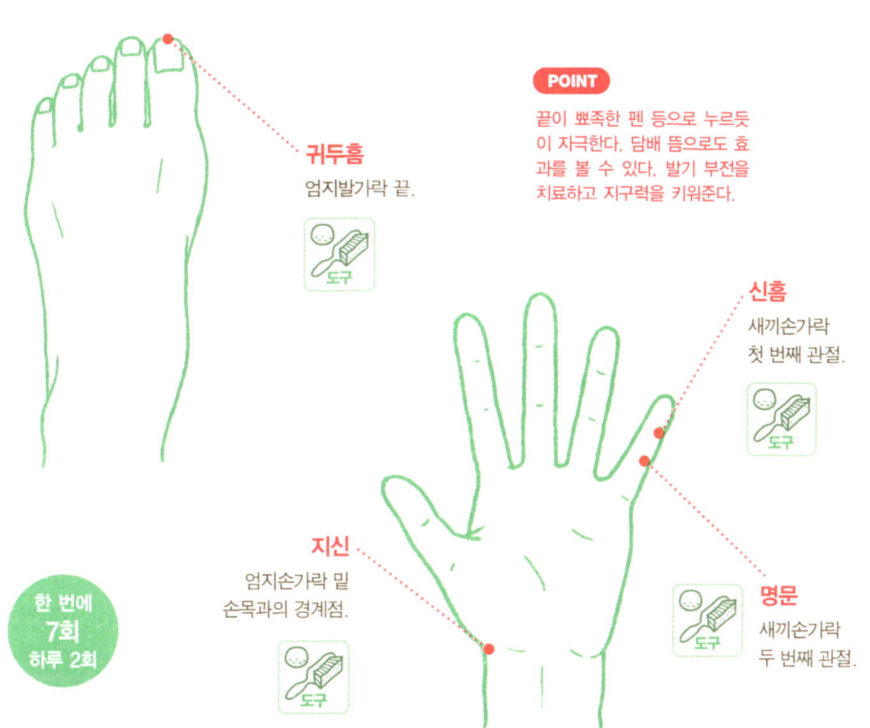

아연은 생식기 기능에 꼭 필요한 필수 미네랄

생명 유지에 필요한 필수 미네랄인 아연은 생식세포에도 중요한 역할을 하고 있다. 부족하면 성생활에도 지장을 초래한다고 한다. 이는 정소 등의 생식세포가 신진대사가 활발한 기관이기 때문이다.

건강한 성생활을 영위하기 위해서는 역시 젊음을 유지하는 것이 필요하겠다. 하루에 필요한 아연 섭취량은 15mg이다. 옆에 소개하는 식품에는 아연이 풍부하게 들어 있다.

그러나 칼슘이나 식물성 섬유는 아연의 흡수를 방해하기 때문에 함께 먹지 않도록 주의하자. 반면 비타민 C나 구연산은 아연의 흡수력을 높여준다.

식단을 짤 때 아연의 섭취에 신경 쓰는 것도 건강한 성생활을 유지하는 비결이다.

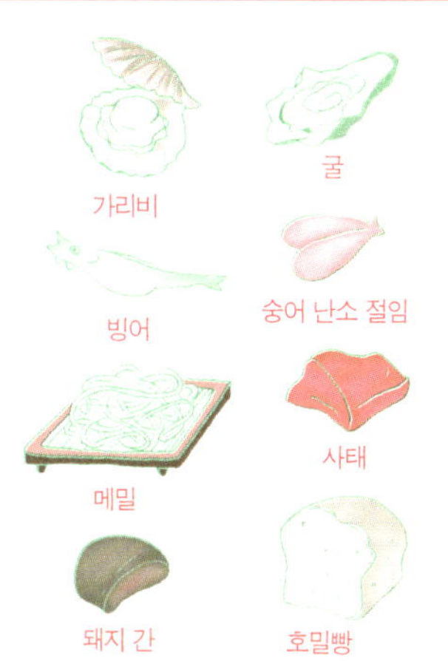

페이스 요가 & 두피 마사지

얼굴 표정 근육을 단련하여 두피의 노화를 억제하자! 4가지 운동을 통해 혈액 순환을 촉진시켜 건강한 머릿결을 만들 수 있다.

백발 · 박모

흰머리와 박모의 원인이 되는 혈액 순환을 개선하고 탈모를 예방하자

두피의 노화를 억제하는 페이스 요가

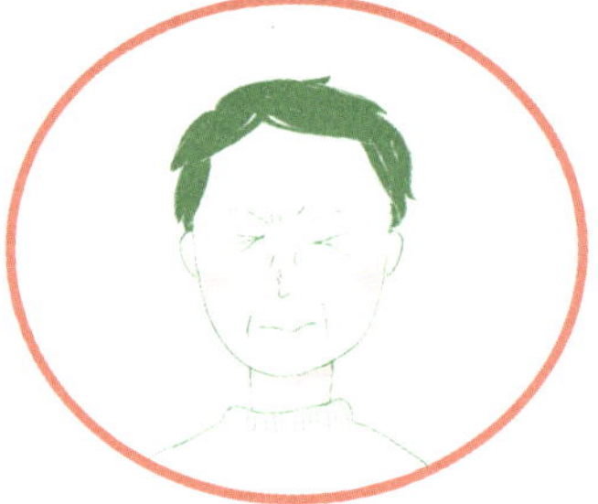

❶ 눈을 감는다. 코나 입이 얼굴 중심으로 모이는 느낌으로.

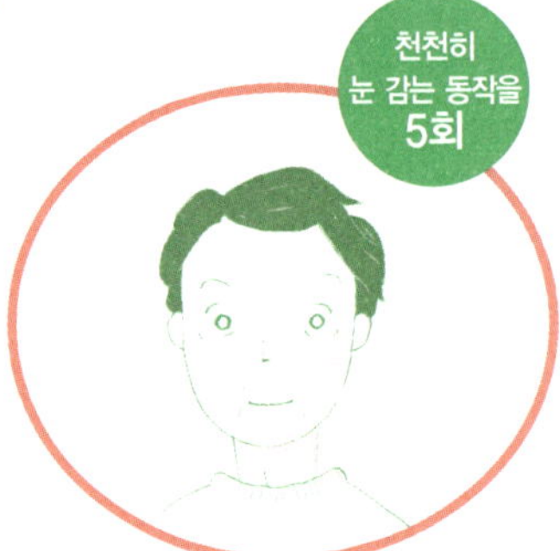

❷ 휴식을 취한 상태에서 눈썹을 위로 올리고 눈을 크게 뜬다. 5초 이상 자세를 유지한다.

혈액 순환을 촉진하는 두피 마사지

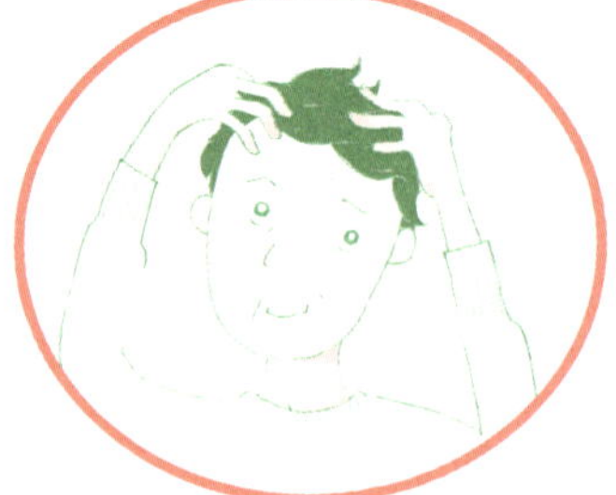

❶ 열 손가락으로 두피 전체를 구석구석까지 잡는다.

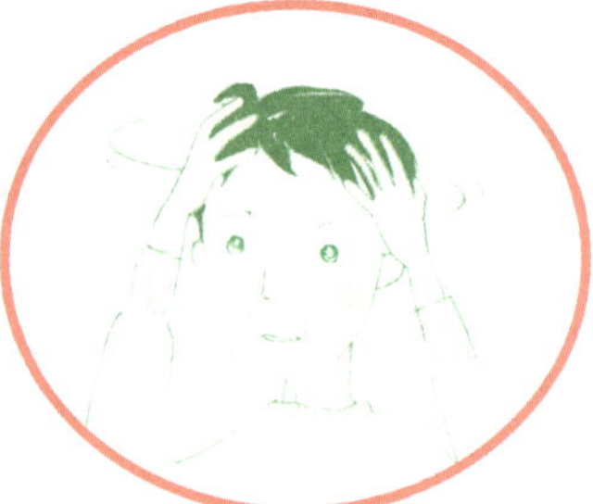

❷ 손바닥으로 측두부를 누르면서 두피를 흔든다.

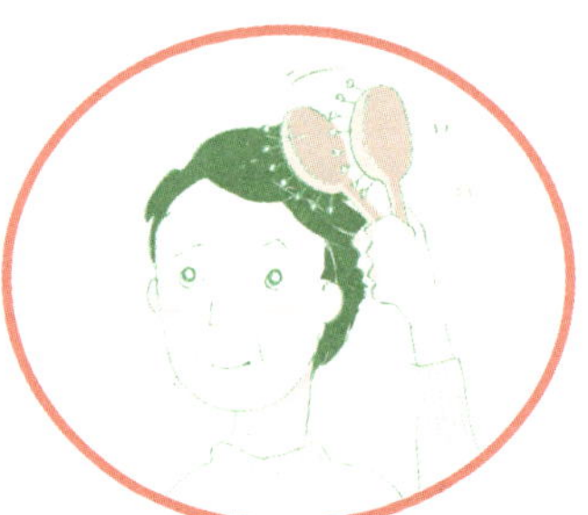

❸ 끝이 부드러운 브러시 등으로 두피 전체를 탁탁 두드린다.

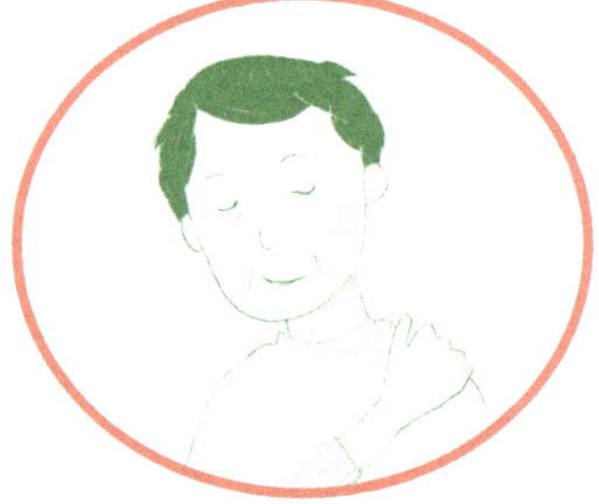

❹ 목이나 어깨를 주무른다. 전체적으로 누르거나 두드리거나 주무른다.

육모에 효과적인 지압

세월과 함께 나타나기 쉬운 탈모. 건강한 두피를 유지하는 데 도움이 되는 경혈을 자극해보자.

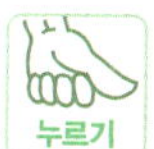

백회

자율신경과 직결되는 경혈. 머리 정수리에 있으며 손가락으로 눌러주면 두피의 혈액순환이 좋아진다.

POINT

두골도 육모를 촉진하는 두피의 한 부분이다. 양 손가락을 사용하여 약간의 힘을 주는 정도로 풀어준다. 샴푸 후에 지압을 해주는 것도 매우 효과적이다.

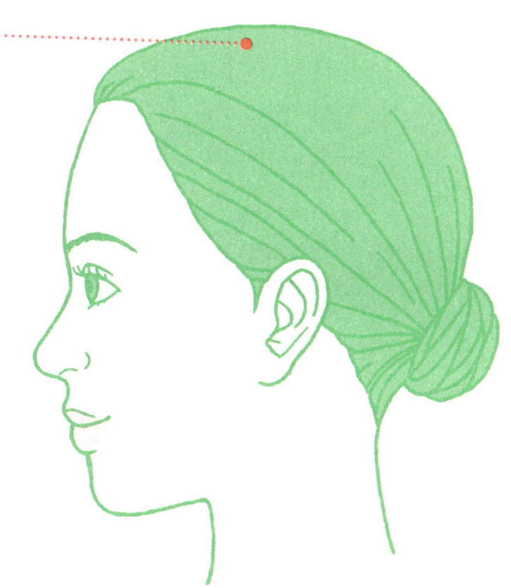

건강한 머릿결을 만드는 식품

현미는 모발의 질을 좌우하는 원재료인 단백질을 많이 함유하고 있다. 특히 비타민 B군이 풍부한 배아는 식이섬유, 셀레늄, 철분, 린을 함유하고 있어 육모에는 가장 좋은 식품이라 할 수 있다.
또한 모세혈관의 흐름을 촉진하는 비타민 P의 일종인 루틴과 더불어 필수 아미노산인 리신, 트립토판, 슬레오닌 등을 함유한 메밀을 먹으면 쌀이나 보리 종류에서는 섭취할 수 없는 영양소를 보충할 수 있다.
탈모를 방지하는 효과가 있는 이소플라본을 함유한 대두, 항스트레스 작용이 있는 참깨나 표고버섯은 신경성 탈모를 예방하고, 비타민 A·B·C, 칼슘, 칼륨, 아이린 등을 함유한 파는 냉증 등을 개선하여 혈관의 노화를 억제해준다.

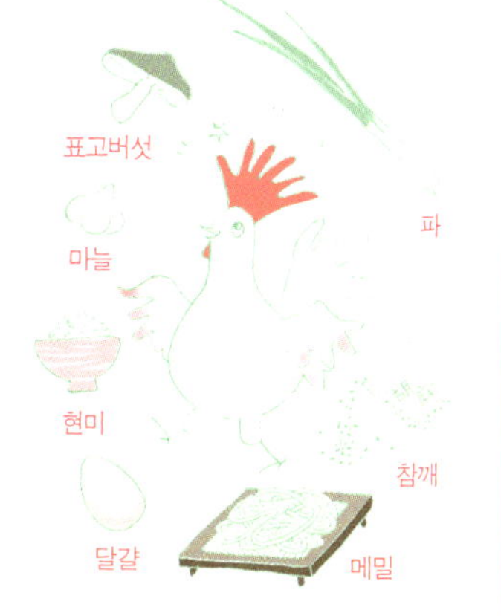

전립선 비대증

정기검진과 함께 생활습관을 개선하여 진행과 방지에 노력하자

전립선은 남성의 방광 바로 밑에 있는 생식기관의 하나다. 50세가 지나면서 전립선이 커지기 시작하는 것이 바로 '전립선 비대증'이다. 남성 호르몬이 감소하고 여성 호르몬과의 균형이 미묘하게 깨지는 것이 전립선 비대증에 영향을 미치는 것으로 보인다.

전립선은 소변을 누거나 담아두거나 하는 밸브 역할을 한다. 이 밸브가 느슨하면 소변이 나오고 수축하면 멈추게 되는 것이다. "그깟 소변쯤이야."라고 말할지 모르겠지만 이 메커니즘에 이상이 생기면 매우 성가신 일이 생긴다.

증상은 3단계로 나눌 수 있다. 1단계일 경우 화장실에 가는 횟수가 늘어난다. 특히 밤중에 자주 가게 되고, 잠을 방해할 정도까지 된다. 또한 소변이 바로 나오지 않아 배뇨에 시간이 걸린다. 소변 줄기도 약해지고 가늘어진다.

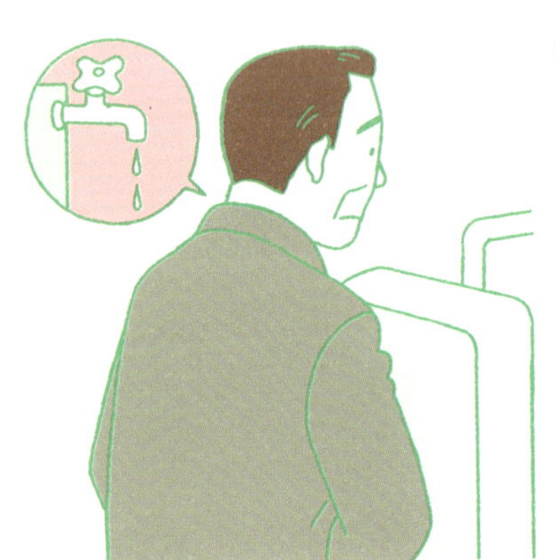

2단계가 되면 배뇨를 해도 왠지 개운하지 않고, 빈번하게 화장실에 가고 싶어진다. 소변은 점점 더 가늘어지고 잘 나오지 않게 된다.

3단계일 경우는 자신의 의지와는 관계없이 소변이 계속 새어나온다. 이 정도라면 방광이 크게 부어오르고 수신증을 시작으로 신부전에 이르는 경우도 있다.

전립선 비대증은 생활습관을 개선하면 진행을 막을 수 있다. 소변을 참지 않는 것은 물론이고 과로를 피하고, 술을 멀리 하며, 목욕탕에서 혈액 순환을 좋게 하는 등 일상생활 속에서 주의하는 것만으로도 어느 정도 예방할 수 있다. 적당한 운동으로 몸을 단련하는 것도 중요하다. 정기검진을 하는 것도 잊지 말자.

노화 방지에 효과적인 지압 & 스트레칭

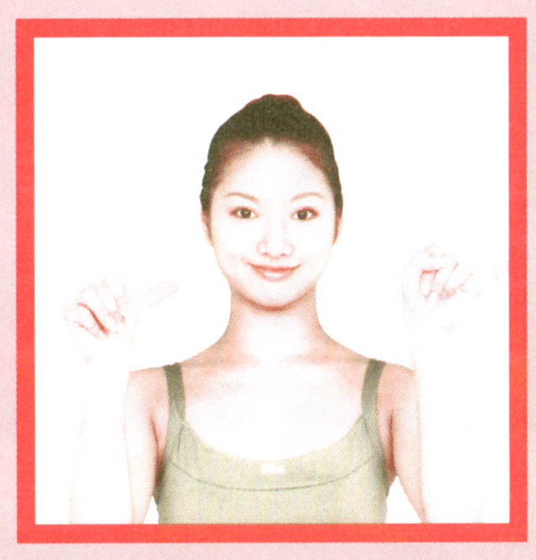

자 세 · 전 도 (넘어짐)

전도에 의한 골절은 자세 교정으로 방지하자

우리의 몸은 노화와 함께 골격도 약해진다

몸의 자세를 간단히 체크해보자

당신은 어떤 자세를 하고 있는가? 거울로 몸의 자세를 체크해보고
올바른 자세를 갖도록 노력하자.

체크

올바른 자세를 체크하는 방법

❶ **정면** 눈의 위치, 어깨의 위치, 허리의 위치
가 굽어지지 않았는지를 확인한다.

❷ **측면** 머리나 무릎이 똑바로 펴지도록 의식
하면서 선다.

이곳을
체크

이곳을
체크

이곳을
체크

이곳을
체크

무릎이 똑바로
펴진 상태인지
를 확인한다.

NG

머리나 목, 등이나
허리가 굽으면 안 된다.

POINT

다른 사람에게 자신의
자세를 봐달라고 하자.

NOTE

잘못된 자세가 초래하는
3가지 장애
① 척주측만증
② 새우등
③ 요추과전만증

넘어짐을 예방하는 스트레칭

발끝에서부터 만드는 건강 생활. 무뎌진 몸은 전도의 원천이 된다. 부드럽고 탄력 있는 몸을 유지하기 위해 발바닥을 부드럽게 자극해보자.

전도 예방을 위한 스트레칭

❶ 발가락을 넓힌다. 다음엔 손바닥과 발바닥을 마주 댄다. 발가락 사이에 손가락을 끼우는 것이 포인트다. 오른손으로 왼쪽 발가락을 잡은 다음 발목을 부드럽게 돌린다.

❷ 발바닥에 집중되어 있는 경혈을 자극한다. 책상다리로 앉아 오른쪽 발꿈치 위에 왼쪽 발바닥을 싣는다.

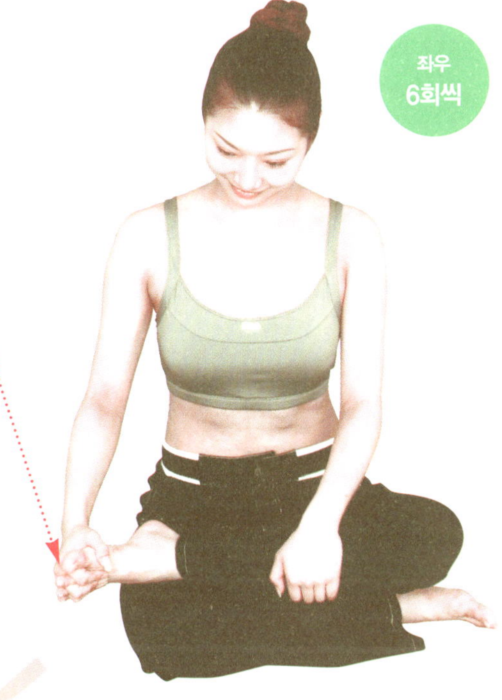

POINT

발가락 사이에 손가락을 끼운다.

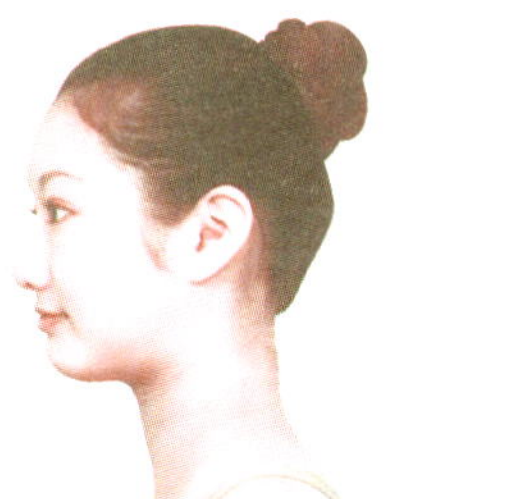

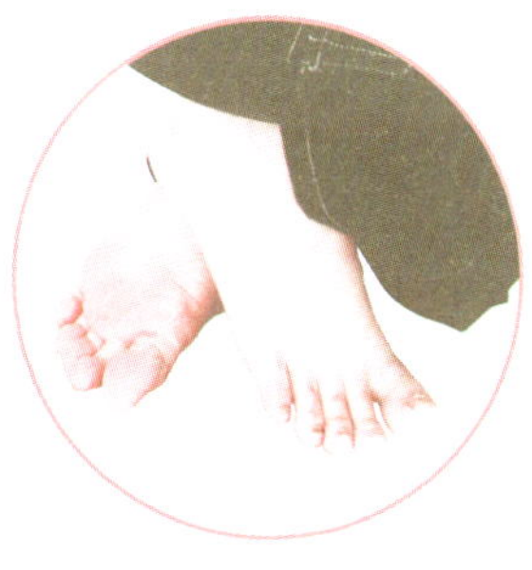

POINT

발바닥 장심에서 발바닥 전체로 체중을 실어간다. 반대쪽도 마찬가지다.

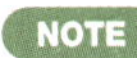

NOTE

무리한 운동은 관절이나 근육 통증을 부르므로 자신의 페이스를 지킬 것.

동계 · 숨 참

걷기, 건강한 생활의 시작

일상생활 속에서 '걷는' 행위는 가장 기본적인 운동이다. 운동 부족을 해소하고 동계와 숨이 차는 증상을 방지하자.

단순히 오래 걷는 것만으로는 큰 효과를 기대할 수 없다. 나쁜 자세로 걷는 것은 오히려 역효과를 불러올 수도 있다. 정확한 보행 방법을 알고 오늘부터 당장 실행해보자!

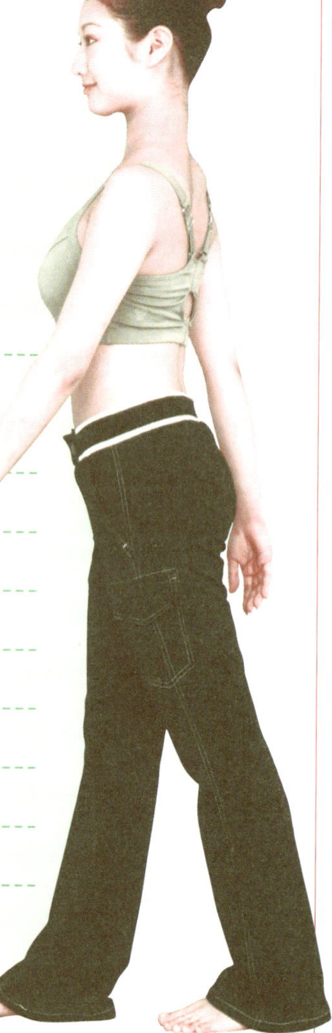

숨이 차는 증상을 방지하는 올바른 걷기법

❶ 균형감 있게 수직으로 선다.

❷ 어깨, 허리, 무릎이 직선상에 놓였는지 확인한다.

❸ 명치에 힘을 주고 시작 자세를 잡는다.

❹ '人(사람인)' 자를 그리듯이 한다.

❺ 보폭은 어깨 너비를 기준으로 삼는다.

❻ 발은 뒤꿈치부터 땅에 닿게 한다.

❼ 발바닥 전면을 사용한다.

❽ 무릎은 좌우를 가볍게 스치듯이.

❾ 시선은 수평을 유지한다.

❿ 복부는 가볍게 끌어당긴다.

동계, 숨이 차는 증상에 좋은 지압

사람들 앞에 서면 긴장하여 심장 고동이 빨라지는 사람은 발지압 마사지로 증상을 개선하자.

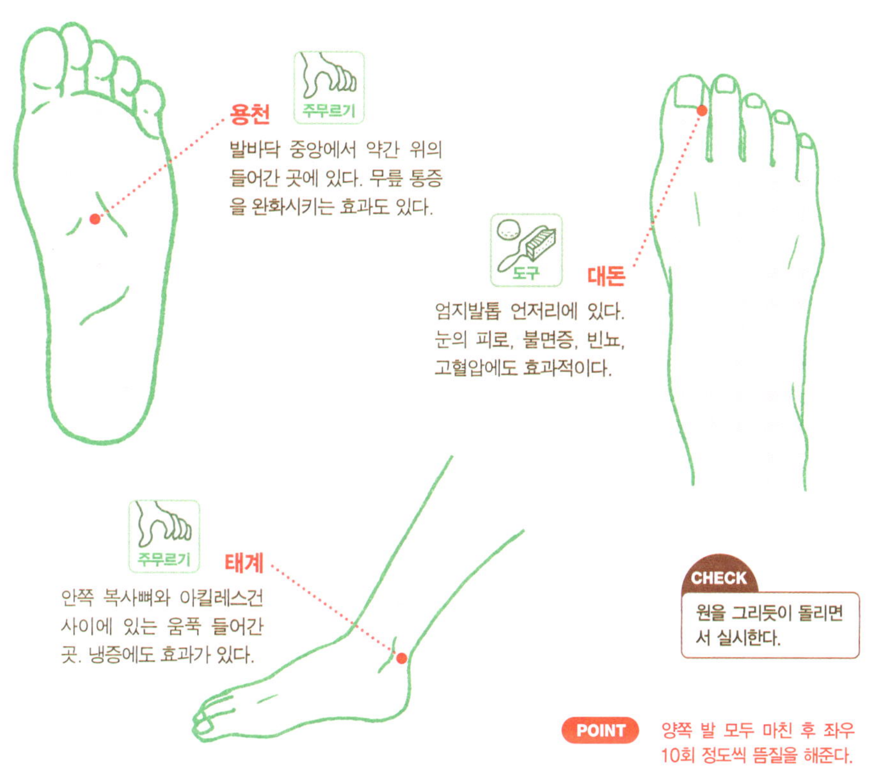

동계, 숨이 차는 증상의 원인은?

스트레스나 긴장 등에 의해 맥박이나 혈압 등을 조절하고 있는 자율신경이 흐트러짐에 따라 일어나는 현상이다. 몸에 부담을 주는 다이어트나 갱년기 증상인 호르몬 이상, 심장에 부담을 주는 비만 등도 원인이 된다고 할 수 있다. 일상생활 속에서 BMI 수치나 체지방 등을 체크하여 적정한 체중을 유지할 필요가 있다. 심장 질환이나 당뇨를 예방하는 효과도 있다. 평상시에 피로나 스트레스를 쌓아두지 말고 기분 전환을 하고 충분한 수면을 취하자. 카페인이 많은 커피, 홍차 등의 음료를 되도록 적게 마시자. 흡연도 금물이다. 만일 동계나 숨이 차는 증상이 생긴다면 심호흡을 하여 우선 마음을 안정시켜야 한다. 고혈압이나 심장병 염려도 있으니 병원에 가서 진찰을 받아보는 것도 고려해야 한다.

측정 방법 ▶ BMI = 체중(kg) ÷ 신장(m) ÷ 신장(m)

BMI: 외형적 비만도를 신장과 체중의 균형으로 측정하는 지수.

18.5 미만(마른 체형), 18.5 이상 ~ 25.0 미만(보통 체형), 25.0 이상(비만 체형)

건망증을 예방하는 운동

자신의 손가락을 마음대로 움직여서 뇌의 찌꺼기를 깨끗이 해소하자!

건망증 · 인지증(치매) ①

신호일지도 모른다 동작이 어색하다면 뇌가 노화하고 있다는 손발을 이용한 간단한 운동을 해보자

건망증을 예방하는 귀와 코 잡기 운동

① 왼손으로 코를 잡은 상태에서 오른손은 왼쪽 귀를 잡는다.

② 양손을 재빨리 바꿔 잡는다. 오른손은 코를, 왼손은 오른쪽 귀를 잡는다. 동작이 익숙해지면 여러 번 반복 실시한다.

30초 × 2회

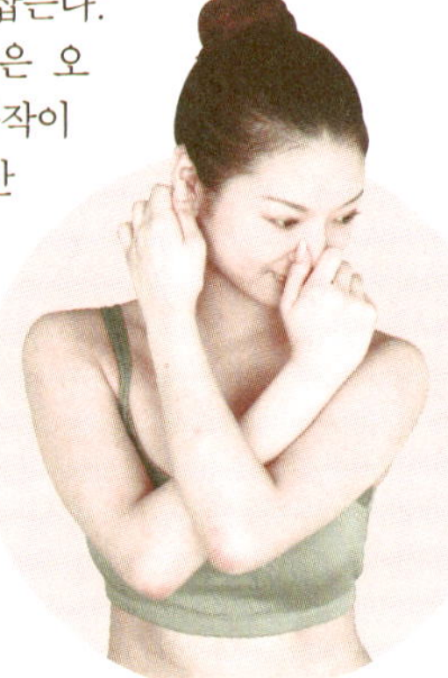

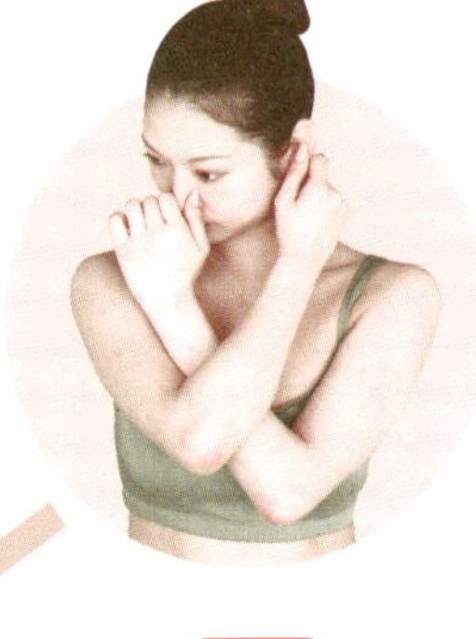

POINT

움직임에 여유가 생기면 양손을 바꿔치기 할 때 박수를 한 번씩 쳐주자!

노화를 방지하는 손가락 운동

① 손바닥을 정면으로 향하게 한다. 손바닥을 쥔 상태에서 시작한다. 오른쪽 엄지손가락과 왼쪽 새끼손가락을 동시에 쭉 펴준다.

② 좌우의 손가락을 바꿔준다. 오른쪽 새끼손가락과 왼쪽 엄지손가락을 동시에 세운다. 재미있는 노래 한 곡을 부르면서 재빨리 손가락을 바꿔준다.

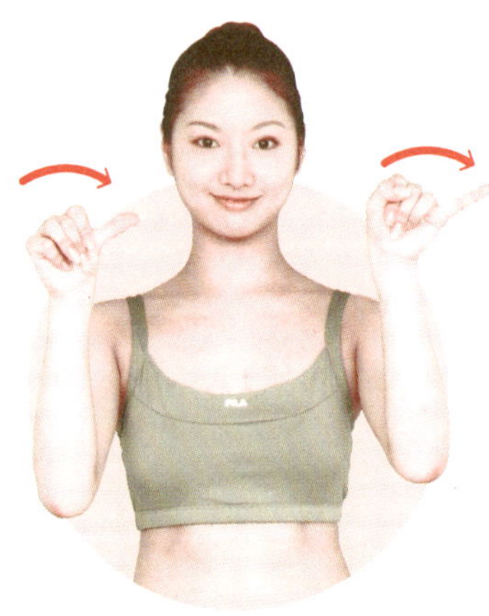

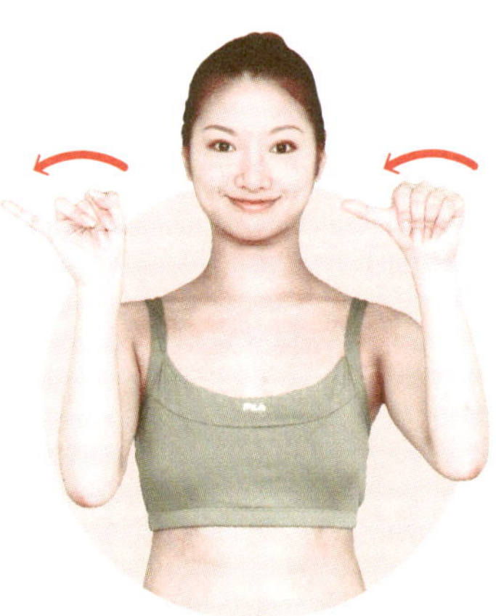

POINT

처음에는 천천히 하다가 익숙해지면 리듬에 맞춰 빠른 템포로 실시한다.

젊음을 되찾아주는 혼자 하는 가위바위보

그림에서처럼 자신의 오른손과 왼손으로 가위바위보를 한다. 진 쪽을 이기게 해가면서 바꿔준다.
리듬을 타면서 젊음을 되찾자!

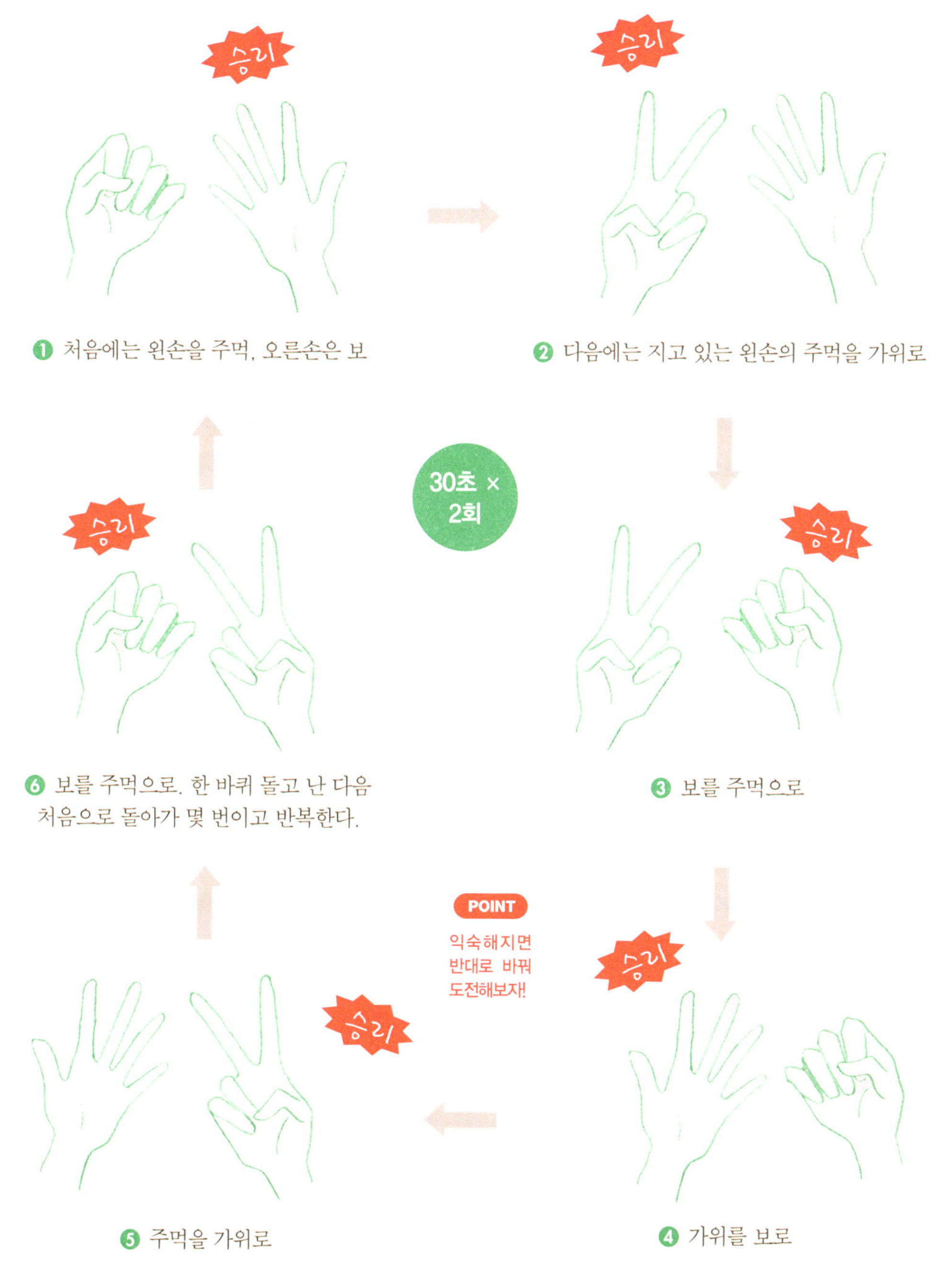

❶ 처음에는 왼손을 주먹, 오른손은 보

❷ 다음에는 지고 있는 왼손의 주먹을 가위로

❸ 보를 주먹으로

❹ 가위를 보로

❺ 주먹을 가위로

❻ 보를 주먹으로. 한 바퀴 돌고 난 다음
처음으로 돌아가 몇 번이고 반복한다.

건강하고 아름다운 얼굴 만들기

밝고 건강한 표정을 유지하기 위해서는 의식적으로 근육을 사용해야 한다.
혈액 순환을 촉진하여 젊은 피부를 유지하자.

건망증 · 인지증(치매) 2

혈액 순환이 잘되지 않을 경우 뇌가 노화하기 쉽다
혈액 순환을 돕는 운동으로 노화를 방지하자

혈액 순환을 촉진하는 표정 근육 스트레칭

① 눈을 강하게 감고 입과 코를 가능한 한 얼굴
가운데 쪽으로 모이게 한다.

② 일시에 눈을 뜨고 입을 크게 벌린다.

POINT 즐거운 마음으로 해보자. 웃음
은 혈액 순환을 좋게 해준다.

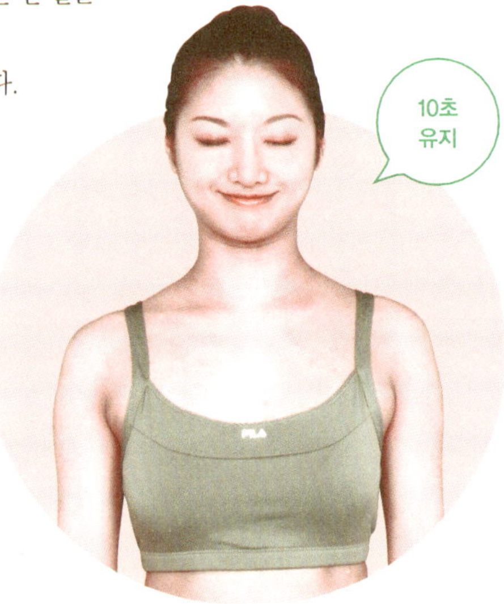

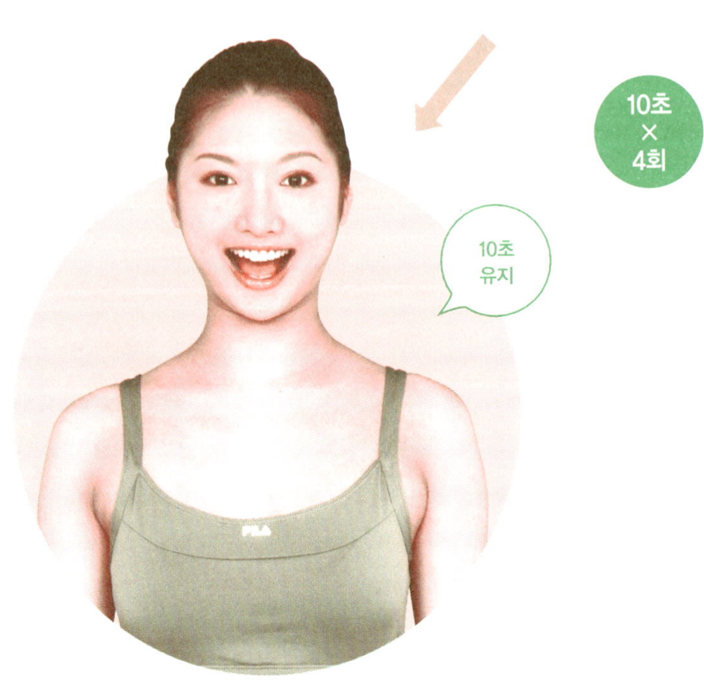

뇌를 되살려 기억력을 높여주는 지압

생명 에너지를 충만하게 하는 용천과 대뇌의 활동을 활발하게 하는 대돈을 자극하여 뇌를 젊게 유지하자.

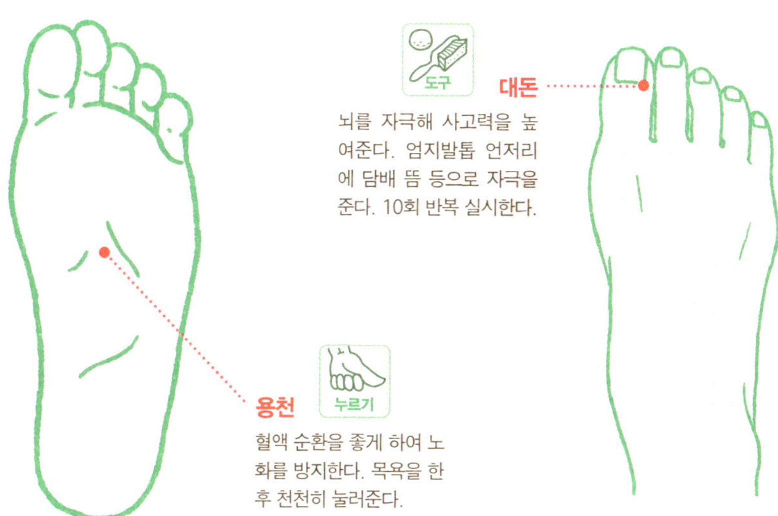

인지증을 예방하는 식품

뇌내에서 신경전달 물질의 역할을 하는 아세틸콜린이나 세포막을 형성하는 레틴은 식품을 통해 섭취할 수 있다. 콜린이 부족하면 기억력 및 인지능력 저하를 가져온다. 또한 판테톤산이라는 성분은 콜린 생산에 필요하므로 함께 섭취하면 좋다.

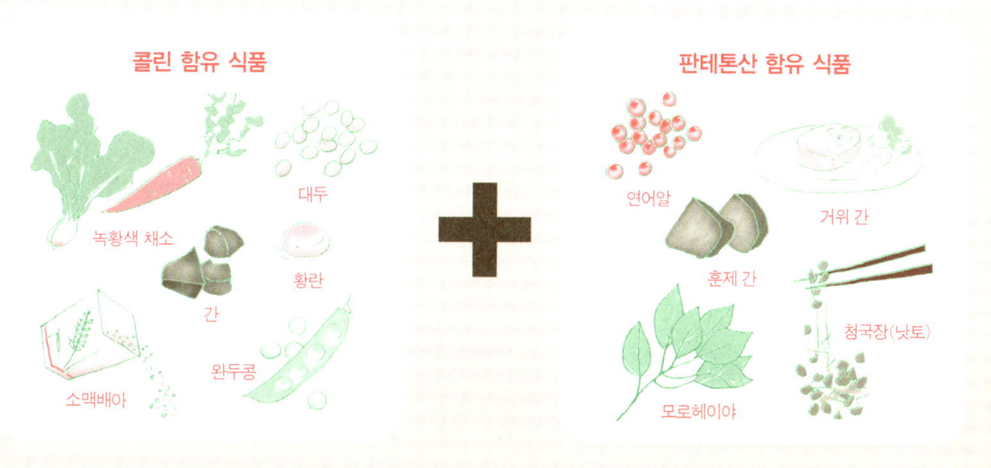

인지증(치매)

생활습관이나 식사습관에 신경을 쓰고 머리나 몸을 움직여 뇌를 젊게 유지한다

인지증(치매)은 나이를 먹으면서 찾아오는 뇌의 질병이다. 치매는 단순히 잘 잊어버리는 것이라고 생각하기 쉬운데, 그보다 훨씬 심각한 것이다. 한 번 발병하면 가족이 누군지조차 알아볼 수 없게 되고, 사회생활을 하는 데 곤란한 지경에 빠진다.

인지증에는 뇌의 신경세포 사멸에 의해 지능 저하를 초래하는 '알츠하이머형 인지증' 과 뇌출혈 등의 원인으로 뇌에 산소가 공급되지 못해 뇌의 일부가 파괴되는 '뇌혈관성 인지증' , 이 두 가지가 복합적으로 나타나는 '복합성 인지증' 세 종류가 있다. 개인차가 있지만 대개 다음과 같은 증상이 나타난다.

① 기억장애, ② 판단력·사고력 저하, ③ 망상이나 환각
④ 방향 장애, ⑤ 주야 역전, ⑥ 공격적인 행동

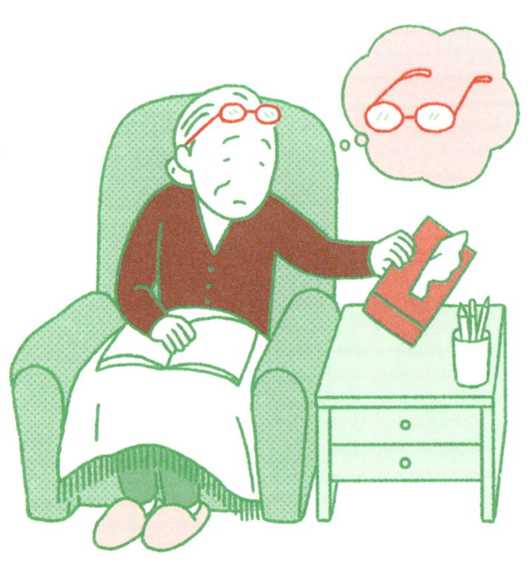

인지증을 미연에 방지하려면 건강한 생활습관을 유지하는 것이 중요하다. 인지증은 고혈압이나 동맥경화 등과도 밀접한 관계가 있다. 하루 30가지 식품을 먹는 것이 중요한데, 생선, 대두제품, 야채, 유제품

등 영양소를 골고루 섭취해야 한다.

적당한 운동도 해야 한다. 걷기나 조깅 등 자신의 체력에 맞는 운동을 실천해보자. 독서를 하거나 글씨를 쓰는 등 항상 뇌를 움직이는 것도 중요하다는 것을 잊지 말자.

무엇보다 중요한 것은 삶의 보람을 느끼고, 많은 사람과 대화를 나누는 것이다. 혼자만의 시간이 길어지면 인지증으로 발전할 수 있다. 적극적으로 밖으로 나가 많은 자극을 받도록 하자. 앞을 바라보고 낙천적이고 긍정적인 마음으로 살아가는 자세가 인지증을 예방하는 최고의 비결이다.

CHAPTER 6

생활습관병을 예방해주는 지압

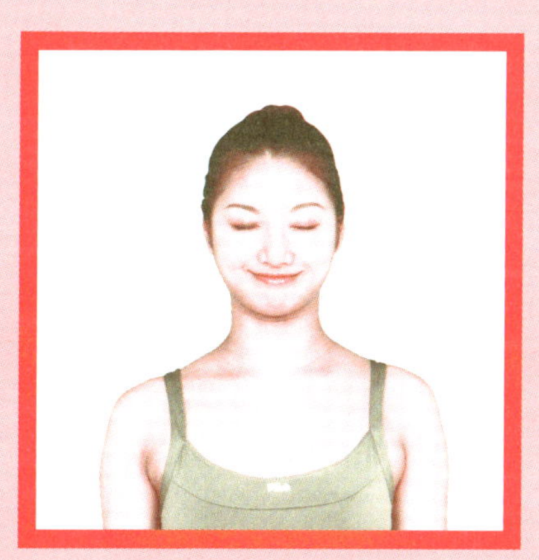

뇌졸중

생활습관에서는 비만, 병으로는 고혈압에 주의해야 한다.

10개 손가락을 자극하여 방지

뇌졸중의 대표적인 질환으로는 뇌의 혈관이 막히는 뇌경색과 뇌의 혈관이 터지는 뇌출혈이 있다. 수족 마비는 이들 증상의 조짐이므로 미리 대처하는 것이 중요하다.

예방법으로는 어느 쪽이든 고혈압과 관계가 있기 때문에 식생활을 개선함과 동시에 산책 등의 적당한 운동을 하는 것이 좋다.

지압요법이라면 열 손가락 끝에 있는 십선을 가볍게 엄지손가락 끝으로 눌러준다. 고혈압 예방에도 효과적이다.

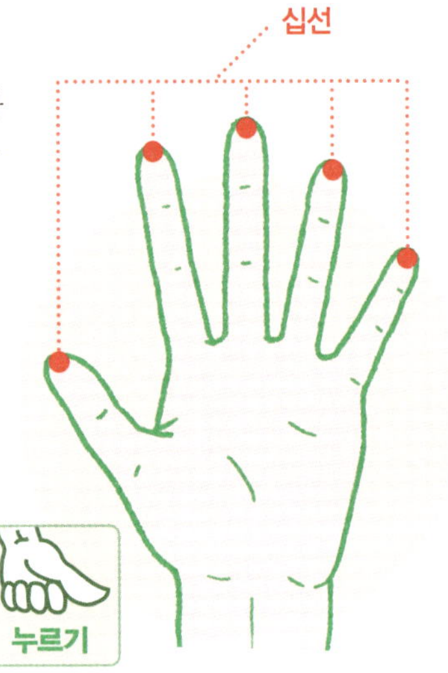

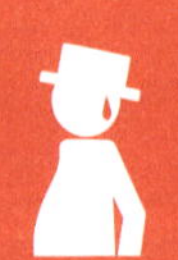

위궤양

명치에 통증이 있으면 위험 신호로 받아들여야 한다.

위산의 감소를 억제하는 경혈을 자극

위 점막이 헐어서 통증을 동반하는 위궤양은 정신적인 스트레스를 겪을 때 일어나기 쉽다. 가벼운 증상이라면 자연히 낫지만 악화되면 구토를 하거나 위벽에 구멍이 뚫리기 때문에 증상의 조짐이 보이면 조속히 대처해야 한다.

위산의 과다분비가 위 점막을 짓무르게 하므로 우선은 위산을 억제해야 한다. 위장점을 자극하면 위액 분비를 완화시켜준다. 머리핀 등의 끝이 둥근 도구로 매일 경혈에 강한 자극을 주면 좋다.

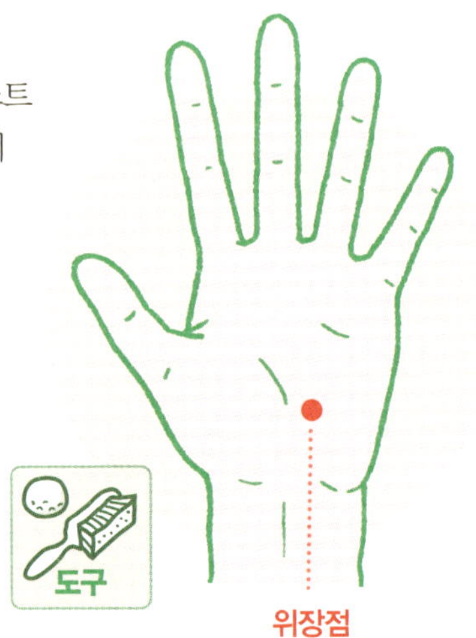

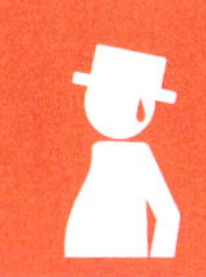

간장병

경혈을 자극하여 간 기능을 높인다

간장은 자각 증상이 잘 나타나지 않는 '침묵의 장기'로 불린
다. 눈에 황달기가 나타나거나 소변 색이나 냄새가 평상시
와 다르게 느껴진다면 주의해야 한다.

간장병에 잘 듣는 경혈은 태충이다. 엄지발가락과 둘째
발가락 뼈가 연결된 곳에 있다. 담뱃불을 1cm 정도 가
까이 댔다가 뜨거워지면 뗀다. 이를 좌우 10회 실시하
도록 한다.

지압요법으로는 간장병을 낫게 할 수 없지만 증상을 완
화시킬 수는 있다. 예방 차원에서 시도해보면 좋을 것
이다.

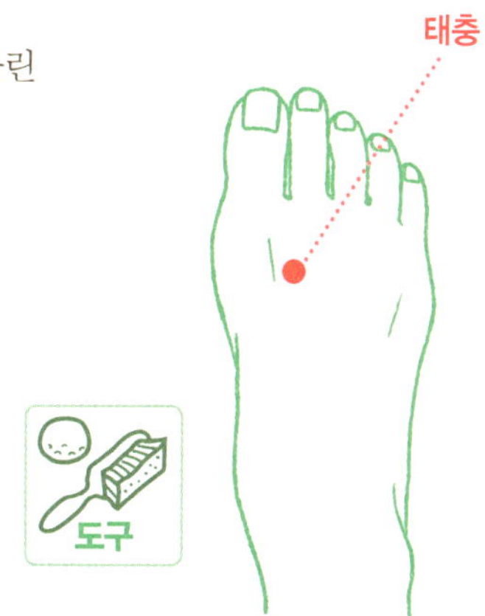

당뇨병

규칙적인 식생활과 적당한 운동으로 예방

당뇨는 혈액 중의 당분을 떨어뜨리는 인슐린 이상으로 혈당치
가 상승하는 질환이다. 한 번 걸리면 완치가 불가능하기 때문
에 일상생활에서 주의가 필요하다.

당뇨에 잘 듣는 경혈은 은백이다. 이 경혈은 발 뒤쪽에서부
터 다리 안쪽을 통해 복부에 흐르는 에너지의 통로, '비경'
이라는 경혈이다. 비경은 복부의 장기나 생식기 문제로 일
어나는 나른함이나 정신적인 피로 개선에 효과적이다. 엄지
발톱 언저리에 있다. 이 부분을 몇 개의 이쑤시개 다발로 하루
2회, 50회씩 찌르듯이 자극해보자.

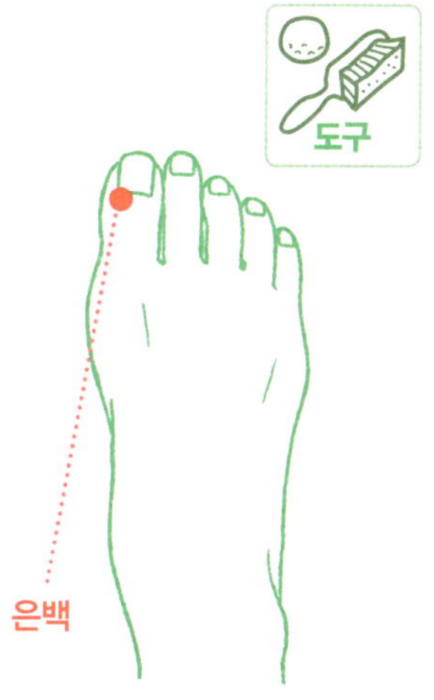

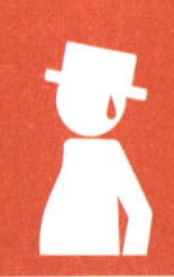

위하수

위하수 자체는 병이 아니지만 방치하면 위아토니 (위근 쇠약증)를 초래한다.

처진 위를 밀어올려 정상 위치로 되돌린다

위하수란 정상적인 위치에 있어야 할 위가 하복부로 처진 상태를 말한다. 특별한 증상도 없고, 병이라고도 말하지 않지만 위하수가 원인이 되어 위 근육이 느슨해지는 위아토니가 되면 식체 등을 일으키게 된다.

위를 정상 위치로 되돌리는 게 해결책이다. 방법은 '천추'를 자극하는 것이다. 배꼽 양 옆으로 둘째손가락과 셋째손가락 2개 정도 나열한 바깥쪽에 위치한다. 양 손의 4개 손가락을 천추에 대고 천천히 눌러준다.

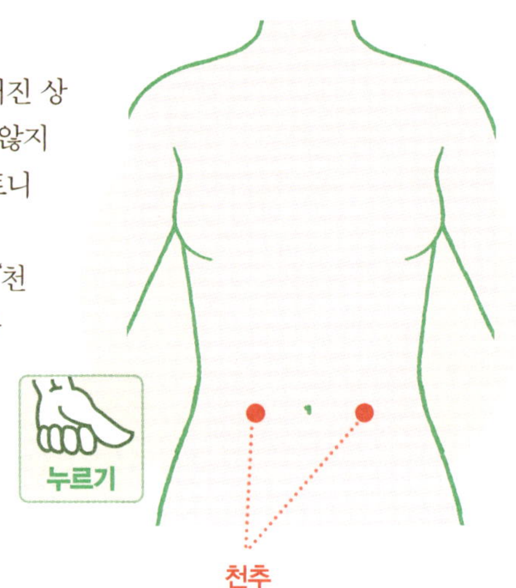

치주병

이의 병이 아니라 이 주변 조직에 생기는 병이다.

손에 있는 2개의 경혈을 이쑤시개로 자극한다

치주병은 뼈나 잇몸 등 이 주변 조직에 생긴 병의 총칭으로 치조농루나 잇몸의 염증 등이 이에 해당한다.

치주병에 직접적인 효과가 있는 경혈은 없지만 잇몸 통증을 억제하는 '합곡'과 '치통점'이라는 경혈이 있다.

합곡은 엄지손가락과 둘째손가락 사이 두툼한 부분에, 치통점은 손바닥에서 셋째손가락과 넷째손가락 사이에 있다. 이쑤시개 다발로 자극하면 좋다.

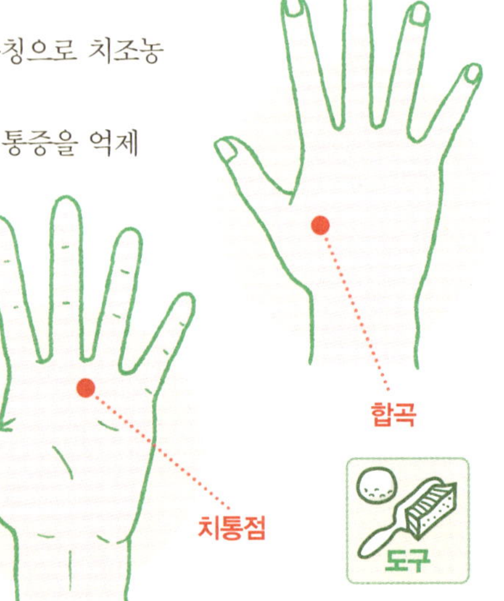

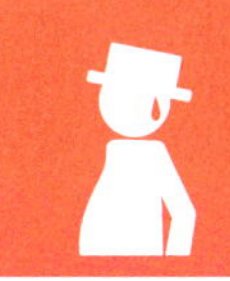

고혈압

최고 혈압 160mmHg 이상, 최저 혈압 95mmHg 이상이면 고혈압으로 본다.

말초의 혈액 순환을 촉진하는 경혈을 자극

고혈압에는 신장 이상이나 동맥경화 등으로 일어
나는 경우와 초조함, 화를 잘 내는 정신 불안정
에서 오는 두 가지 종류가 있다. 주요 증상으로
두통, 현기증, 어깨 결림 등이 있다.
대처법으로는 새끼발톱 언저리 바깥쪽에 위치
하는 '지음'을 손가락으로 잡고 주물러준다. 신장
의 활동을 활발히 하는 '복류'를 눌러주는 것도 효과
적이다.
복류는 발 안쪽 복사뼈에서부터 세 손가락 위의 아킬레스건
쪽에 있다. 3~5분 눌러서 자극해주면 좋다.

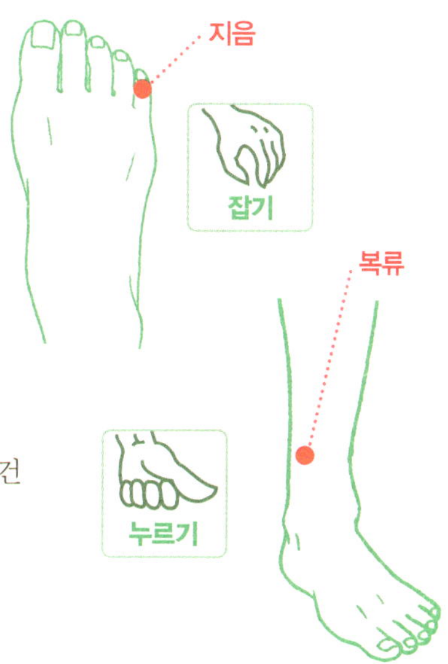

심장병

생활습관병인 심장병에는 협심증과 심근경색, 두 가지가 있다.

심장을 활발히 하는 경혈을 강약을 주며 눌러준다

협심증과 심근경색이란 간단히 말하면 심장에 혈액이 흐
르지 않는 것이다.
심장의 운동을 활발히 하는 경혈은 '천생족'과 '족심'
이다. 천생족은 발바닥, 둘째발가락의 살과 관절 중앙
에 위치한다. 양발의 천생족을 눌러보아 통증이 더 심
하게 느껴지는 쪽을 손톱을 세우듯이 하여 강하게 눌러준
다. 통증의 정도가 같다면 양쪽 모두 눌러준다.
족심은 발바닥 장심에 있으며 맥주병 등으로 한쪽 발
을 5분 정도 가볍게 두드려준다. '기분 좋은' 느낌이
들 정도가 이상적이다.

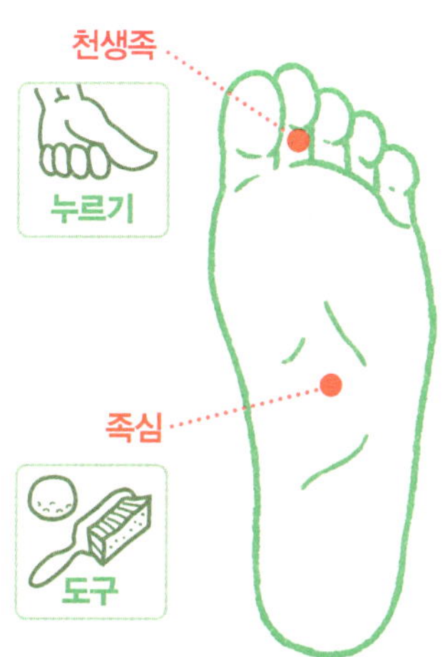

만성기관지염

2년 이상 기침이 계속되는 사람은
곧바로 병원으로 가볼 것을 권한다.

엄지손가락으로 강하게 주물러준다

흡연 등의 원인으로 기관지에 만성 염증이 생긴 것이 만성
기관지염이다. 직접적인 효과가 있는 경혈은 없지만
기침을 억제하는 '천돌'과 '중부'가 있다.
쇄골 좌우 중앙에 있는 천돌은 숨이 막히는 것을
해소해주는 경혈로 둘째손가락을 목 주변에서부
터 흉골 쪽으로 찔러 넣듯이 가볍게 눌러준다.
중부는 가슴 양 옆에서 약간 위쪽에 있다. 기침
이나 담을 완화시켜 호흡을 부드럽게 해준다. 손
가락이나 골프공을 이용하여 눌러준다.

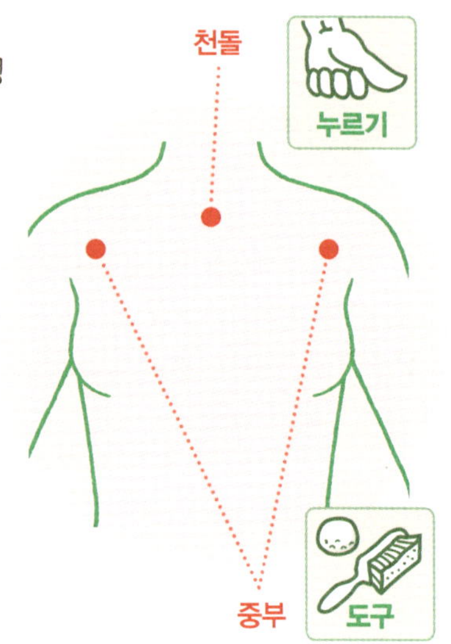

통풍

2, 3일은 전혀 걷지도 못할 정도의 통증이 나타난다.

발을 자극하여 일상생활 속에서 통풍을 예방한다

통풍의 초기 증상은 갑자기 엄습해오는 발 관절의 격렬
한 통증이다. 잠시 후 증상이 없어지지만 다시 통증이 나
타나 서서히 신장 등의 내장기관에까지 도달한다.
통풍은 혈액의 요산치가 상승해 생기는 질환이다.
어느 날 갑자기 찾아오기 때문에 평상시 발바닥의
'용천'을 자극하여 예방하는 것이 좋다. 머리핀
등 끝이 둥근 도구로 먼저 가볍게 눌러준 다음 서
서히 힘을 가하여 눌러준다.

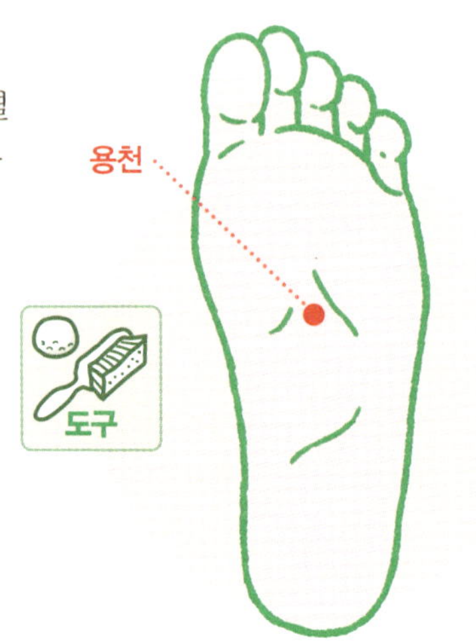

생활습관병(성인병)

성인병, 즉 '생활습관병'은 평소 식생활이나 운동, 음주, 흡연 등의 생활습관이 원인이 되어 발병하는 병의 총칭이다. 앞에서도 소개했지만 간장병, 심장병, 뇌졸중 등이 포함된다. 이들 병은 생활습관 외에도 유전이나 노화 등의 요인이 얽혀 일어난다.

그 중에서도 비만, 고혈압, 고지혈증, 당뇨는 '죽음의 4중주'로 불린다. 이 네 가지는 합병증을 유발하기 쉽고, 또한 합병증으로 인한 동맥경화나 심근경색을 일으키기 쉽기 때문이다.

하지만 예방법이 있다. 먼저 자신의 생활습관이나 건강 상태를 체크하는 것이다. 식생활에서는 하루 세 끼 잘 챙겨먹는 것을 전제로 한다. 그런 다음 고칼로리 식품은 가능한 한 피하고 야채나 식이섬유가 많은 식품을 섭취하도록 한다. 어쩔 수 없이 외식을 해야 하는 경우라면 라면이나 카레라이스 등의 단품보다는 샐러드 등과 함께 여러 가지 반찬이 나오는 정식을 선택하자.

규칙적으로 몸을 움직여 튼튼한 몸을 만드는 것도 중요하다. 운동은 생활습관병을 예방할 뿐만 아니라 건강한 생활을 유지하는 데 꼭 필요한 요소다.

그런데 단순히 운동만 한다고 해서 좋은 것은 아니다.

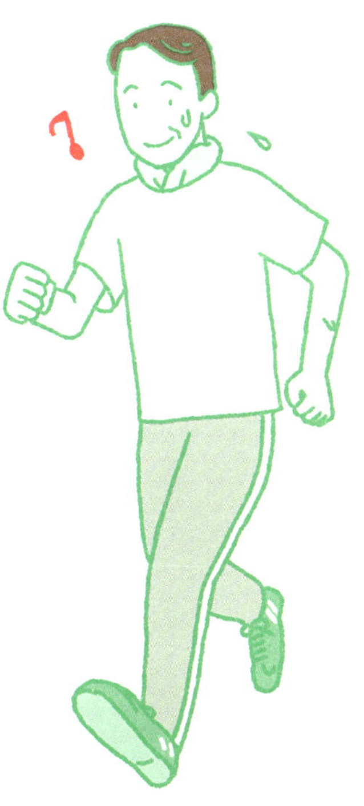

운동 종목에는 각각의 역할이 있기 때문에 마구 닥치는 대로 운동을 하면 오히려 건강을 해치게 된다. 무리하지 말고 오래 꾸준히 계속하겠다는 마음가짐을 갖자.

이제부터 운동을 시작하려면 걷기나 조깅 등의 유산소 운동을 해보자. 유산소 운동은 운동시간이 길면 길수록 지방을 잘 연소시킨다. 우선은 1주일에 2회, 30분~1시간 걷기로 몸을 적응시킨 다음 서서히 시간을 늘려가는 것이 좋다.